Hannegret Bausinger

Das natürliche Wohlfühlbuch

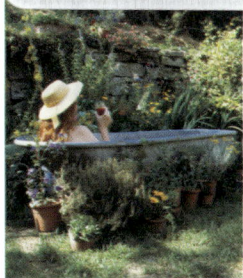

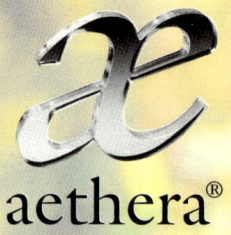

aethera®

die heilenden Kräfte im Menschen stärken,
die Bildung des eigenständigen Urteils unterstützen,
die Initiativbereitschaft von Patienten und Verbrauchern fördern.

An der Herausgabe des aethera-Programmes wirken mit:
der Verein für Anthroposophisches Heilwesen,
die Heilmittelfirma Weleda, die Gesellschaft Anthroposophischer Ärzte
und die Medizinische Sektion am Goetheanum.

Über dieses Buch: Dieses Buch zeigt Ihnen, wie unkompliziert es ist, sich mit Hilfe von Wickeln, Tees oder Bädern ohne großen Aufwand Erholung und Entspannung zu verschaffen. Für individuelle Wohlfühlmomente oder auch zur Hilfe gegen Stress und Krankheiten finden sich hier zahlreiche Anregungen.

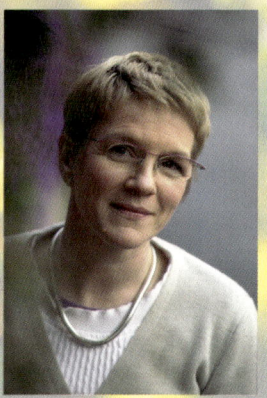

Über die Autorin: Hannegret Bausinger, Jahrgang 1962, hat eine langjährige Erfahrung als Krankenschwester und Sozialtherapeutin. In zahlreichen Weiterbildungen eignete sie sich das Handwerkszeug an, um heute über ein breites Angebot in den Bereichen Gesunde Ernährung, Rhythmische Einreibungen, Gestalten im Umfeld, u.v.m. zu verfügen. 1999 gründete sie die Initiative »Gesundheit im Lot«. Sie ist Mutter von zwei Kindern und lebt in Pfullingen.

Hannegret Bausinger

Das natürliche Wohlfühlbuch

Kräuter, Bäder, Tees und Wickel

Alte Hausmittel einfach angewendet

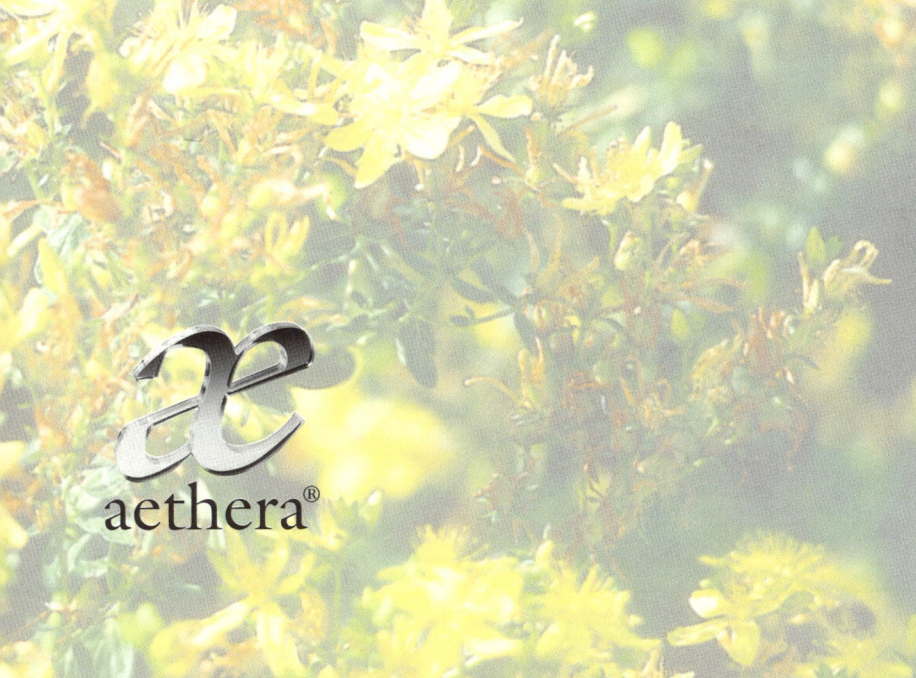

aethera®

Wichtiger Hinweis: Sämtliche Angaben und Empfehlungen in diesem Buch wurden mit größter Sorgfalt überprüft und in Übereinstimmung mit dem neuesten Wissensstand erarbeitet. Bei Heilmittel- oder Therapie-Empfehlungen handelt es sich um eine subjektive Auswahl ohne Anspruch auf Vollständigkeit, in der sich die Verordnungspraxis des Autors spiegelt. Die Nennung von Handelsnamen oder Warenbezeichnungen geschieht im Rahmen der allgemeinen Pressefreiheit ohne Rücksicht auf Erzeugerinteressen; eine Werbeabsicht ist damit keinesfalls verbunden.

Angaben zu Medikamenten und therapeutischen Maßnahmen erfolgen mit der Einschränkung, dass Dosierungs- oder Anwendungshinweise durch neue Erkenntnisse in der Forschung, klinische Erfahrungen und das sich verändernde Angebot an Präparaten dem Wandel der Zeit unterworfen sein können. Da auch menschliche Irrtümer oder Druckfehler nie ganz auszuschließen sind, wird für Anwendungs- und Dosierungshinweise sowie für die Wirkung der Präparate keine Gewähr übernommen.

Jeder Benutzer wird dringend aufgefordert, die Angaben in diesem Buch anhand der Herstellerinformationen auf dem Beipackzettel auf ihre Richtigkeit zu überprüfen und die dort gegebenen Empfehlungen für die Dosierung und Kontraindikationen zu beachten. In Zweifelsfällen sollte immer ein Arzt oder ein Angehöriger der Heilberufe aufgesucht werden, insbesondere wenn die Beschwerden über mehrere Tage andauern. Die Angaben in diesem Buch sind weder dazu bestimmt noch geeignet, einen notwendigen Arztbesuch zu ersetzen. Eine Haftung von Seiten des Autors oder des Verlags für Personen-, Sach- und Vermögensschäden ist ausgeschlossen.

Für Fragen an den Verlag oder den Autor benutzen Sie bitte die dem Buch beiliegende Antwortkarte.

1. Auflage 2001
aethera im Verlag Freies Geistesleben & Urachhaus GmbH
Landhausstr. 82, 70190 Stuttgart
Internet: www.aethera.de
ISBN: 3-7725-5011-8
© Verlag Freies Geistesleben & Urachhaus GmbH, Stuttgart
Umschlagbild: © Daniela Nowitzki
Druck: Offizin Chr. Scheufele, Stuttgart

Inhalt

6 *Inhalt*

Vorwort

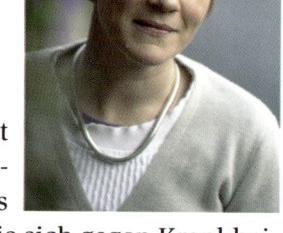

Liebe Leserin, lieber Leser,

dieses Buch ersetzt den Gang zum Arzt nicht, es soll Ihnen aber eine Hilfe und Unterstützung sein und Ihnen aufzeigen, was Sie im Krankheitsfall tun können und wie Sie sich gegen Krankheiten wappnen und gesund bleiben.

Die hier vorgestellten Wickel sind einfach zu handhaben, und Sie werden nach eventuellen Anfangshürden sehen, dass Ihnen das Anlegen von Wickeln, das Bereiten von wohltuenden Bädern, das Sammeln von Tees, das Einreiben mit warmem Öl flink und einfach von der Hand gehen wird. Ich hoffe, Sie haben viel Spaß dabei, all die Tipps und Anregungen in die Tat umzusetzen. Gern können Sie mich anrufen und Fragen stellen, wenn Ihnen etwas nicht klar ist. Für alle diejenigen, die bisher immer dachten, Wickel und Kompressen seien kompliziert und dauerten lang, sei mit diesem Buch der Beweis erbracht:

Alle Wickel und äußeren Anwendungen sind einfach beschrieben und genauso unkompliziert in ihrer Handhabung. Die meisten Wickel dauern in der Vorbereitung nicht länger als zehn Minuten! Wichtig ist, gut vorbereitet zu sein und ein paar wichtige Dinge im Haus zu haben, damit man jederzeit loslegen kann.

Für alle diejenigen, die sich in der Natur und in der Heilmittelkunde schon ein wenig auskennen, soll dieses Buch ein kleiner Wegweiser sein, in der konkreten Situation das Richtige tun zu können.

Außerdem möchte ich alle ermuntern, die Wickel und Bäder in gesunden Tagen auszuprobieren, denn es ist ein Genuss, mit einem fein duftenden Ölwickel eine kleine Pause zu machen oder in einem Zitronenbad Erfrischung zu erfahren.

Ich möchte ausdrücklich darauf hinweisen, dass es natürlich viel ausführlichere Literatur sowohl über die Gesundheit als auch über Krankheiten für Fachkräfte, Laien und so weiter gibt. Aber immer wieder wurde der Wunsch geäußert, doch ein Buch zu haben, in dem alles ganz einfach beschrieben wird. Hier ist also alles einfach beschrieben – mehr kann, muss aber nicht nötig sein. Vielleicht kann es irgendwann noch einen ausführlicheren Ergänzungsband geben.

Hannegret Bausinger   *Pfullingen, Juli 2001*

Der durchgesetzte Baum

Palmström lässt sich eine Kapsel baun,
und erfüllt dieselbe mit Alaun.
Hierauf pflanzt er sie in seinen Garten,
um den Wuchs des Kornes abzuwarten.
Regen fällt und Sonne scheint darauf,
und die Erde nimmt das Korn in Kauf,
lässt sich täuschen oder denkt: dem Mann
macht es Spaß, und mir kommt´s nicht drauf an.
Und so treibt sie aus der Kapsel Hals
ein Alaunreis zierlich und voll Salz,
und das Reis erwächst, man glaubt es kaum,
bis zu einem wundervollen Baum.
Palmström (ohne vor Triumph zu turkeln!)
lässt den Baum von A bis Z ver-gurgeln,
und von jedermann, der Halsweh hat,-
Palmström wird der Favorit der Stadt.

Christian Morgenstern

Fünf wichtige Faktoren

Wärme, Ernährung, Bewegung, Rhythmus und – Humor sind wesentliche Faktoren, die, wenn sie so beachtet werden, wie sie es verdienen, die Voraussetzung für einen gesunden Alltag sein können.

Was brauchen wir, um gesund zu sein und um gesund zu bleiben? Eigentlich fünf wichtige Faktoren:

Wärme, Ernährung, Bewegung, Rhythmus und – ganz wichtig, aber meist verachtet: Humor. Bei Ernährung, Wärme und Bewegung lässt sich schnell ein Zusammenhang zur Gesundheit herstellen. Falsche oder ungesunde Ernährung führt schnell zu merkbaren Gesundheitsschäden. Mangelnde Wärme führt zu Erkältung, Halsweh und so weiter, zu viel Hitze kann zu Austrocknung oder Hitzschlag, unter Umständen auch zu massiven Kreislaufproblemen führen. Bei mangelnder Bewegung wird der Kreislauf mit der Zeit schlapp. Wird z.B. bei einem Schlaganfall der Patient nicht sofort gut mobilisiert, das heißt gut bewegt, so kann es zu Sehnenverkürzungen oder viel stärkeren Beeinträchtigungen kommen als bei den Patienten, bei denen sofort durch Krankengymnastik der Körper im erforderlichen Maß bewegt wurde.

Beim Rhythmus scheint der Zusammenhang nicht so deutlich zu sein, und doch ist er genauso wie bei den vorherigen Faktoren schnell zu erkennen. Ein Kind, das dauernd aus seinem gewohnten Rhythmus gerissen wird, zeigt mit der Zeit oft Unruhezustände; jeder, der über längere Zeit, in welchem Beruf auch immer, Schichtdienst gemacht hat, hat vielleicht erlebt, dass er viel müder und angestrengter ist, als wenn über lange Zeit ein gewohnter Rhythmus eingehalten werden kann. Ich selbst habe nach fünf Jahren Schichtdienst mit Nachtwachen ein Jahr auf einem Bauernhof gearbeitet – und obwohl ich um fünf Uhr morgens aufstehen musste, war ich insgesamt gesunder als zu Schichtdienst-Zeiten, da nicht zuletzt die Mahlzeiten geregelt und immer zur gleichen Zeit stattfanden.

Nun zum Humor: Wem er fehlt, der ist ein armer Tropf! Wir brauchen ihn für unsere Gesundheit so nötig wie die vorhergehenden Faktoren.

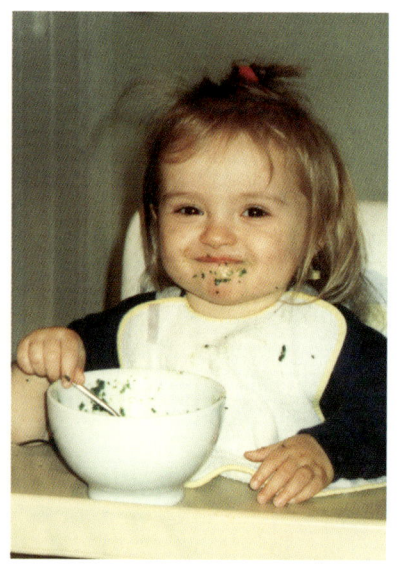

Ernährung

In der Ernährung liegt natürlich ein großer Teil unserer Gesundheit begründet; sehr viele Krankheiten rühren unter anderem von der falschen Ernährung her. Zu viel Fett, zu viel Eiweiß, zu viel Zucker, zu viel Cholesterin – zu wenig Gemüse, zu wenig Flüssigkeit, zu wenig natürliche Vitamine, zu wenig frisches Obst und Salate.

Oft treten bei zu wenig Flüssigkeitsaufnahme Müdigkeit und Schlappheit auf, die nach kürzester Zeit nachlassen, wenn der Körper wieder mit ausreichend Flüssigem versorgt wird. Nach jeder Tasse Kaffee sollte ein Glas Wasser getrunken werden, da der Körper das Gift des Kaffees mit Flüssigkeit ausschwemmen möchte; wenn diese dem Körper aber

An Flüssigkeit sollte der Mensch mindestens 2-3 Liter täg-lich zu sich nehmen: ungesüßte Tees, Wasser, Sprudel, Säfte und so weiter, damit der Körper entgiftet ist. Dies geschieht, wenn die Nieren gut durchgespült werden. Die Haut wird feiner, weicher, der Teint rosig. Für die Stoffwechselfunktion ist die reichliche Flüssigkeitszufuhr ebenso wichtig. Kreis-lauf und Durchblutung werden auf diese Weise angeregt.

nicht wieder zugeführt wird, entstehen Schäden. Wer also nur Kaffee trinkt, nimmt keine Flüssigkeit zu sich sondern entzieht dem Körper Flüssigkeit. In südlichen Ländern wird zum Kaffee immer Wasser gereicht.

Ebenso verhält es sich mit Alkohol: Er ist für den Körper pures Gift. Wer zum Beispiel zu einem fetten Essen reichlich Alkohol trinkt, muss damit rechnen, dass er in jedem Fall »ansetzt«, da der Körper immer zuerst versucht, den Körper zu entgiften und dann erst mit der Fettumwandlung beginnt.

Auch beugt eine reichliche Flüssigkeitszufuhr Ablagerungen vor, die später zu Rheuma, Gicht und Arthrose führen können.

Insgesamt sollte die Ernährung einfach nur ausgewogen sein: Getreide, Obst, Gemüse, natürliche Vitamine, frische Salate, weni-ger Eiweiß, weniger Fett. Es gibt ausreichend gute Literatur über Ernährung, kombiniert mit leckeren Rezepten, sodass ich mich nicht weiter über die Ernährung auslassen möchte, aber sie gehört unmittelbar zu unserer Gesundheit.

Durch die *fast-food*-Ernährung, die keine Salate oder Vitamine enthält, zeigt sich bei der Jugend ein enormer Magnesiummangel. Grüne Salate und Gemüse enthalten reichlich Magnesium.

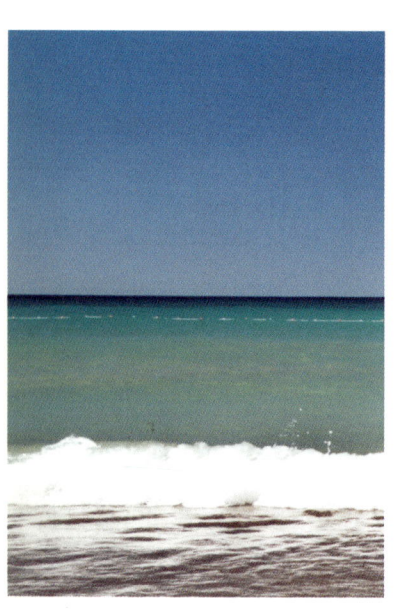

Rhythmus

Überall im Leben finden wir rhythmische Gesetzmäßigkeiten. Ebbe und Flut, Tag und Nacht, Jahreszeiten, und im Pflanzenwachstum finden wir nach jedem Wachstumsschritt eine Phase des Verweilens. Die Knospe wächst, blüht auf, verweilt meist einige Zeit in ihrer Blüte und verwelkt dann, um langsam eine Frucht oder einen Fruchtstand hervorzubringen. Dann entsteht wieder eine Pause, bevor die Pflanze ihre Säfte erdwärts zieht.

Der Mensch rast von einem Termin zum nächsten, ohne sich irgendwelche Pausen, beziehungsweise genügend lange Pausen, in denen ein Abschalten und Loslassen stattfinden kann, zu gönnen.

Mangelnder Rhythmus macht müde und krank.

Schichtdienst ist zwar praktisch, aber nicht gesund. Der ständige Wechsel von Frühaufstehen – Arbeiten – Spätaufstehen bringt es unter anderem mit sich, dass die Mahlzeiten sich verschieben. Besonders in der Nachtwache kann man vieles beobachten: Der Körper ist nicht auf diese Zeit eingestellt und braucht eine gewisse Umstellungszeit. Und wenn er sich gerade daran gewöhnt hat, ist die Nachtwache wieder vorbei.

Auch der Essensrhythmus ist wichtig, vor allem bei Kindern. Schon im Säuglingsalter spielt sich normalerweise irgendwann ein Rhythmus von etwa vier Stunden zwischen den Mahlzeiten ein, auch wenn wir nicht extra darauf achten.

Wir müssen selbst für unseren Ausgleich, für unseren Ruhepol sorgen. Der Körper macht lange viel mit; dann, etwa ab dem 40. Lebensjahr, geht plötzlich irgendetwas nicht mehr und wir sind maßlos erstaunt, dass etwaige Mangelerscheinungen vermeintlich so plötzlich und unerwartet kommen – dabei sendet unser Körper fortwährend Signale! Wir müssen nur lernen, sie wahrzunehmen und zu deuten.

Ständig werden wir mit der Werbelüge der angeblich pflege-
leichten Kleidung aus Polyacryl, Polyester, Tactel und so
weiter konfrontiert, bei der man erfährt, wie atmungsaktiv
diese Stoffe sind. Wer schon einmal einen Polyester-Pullover
zu heiß gewaschen hat, weiß, wie »pflegeleicht« der Pulli
ist! Was die Atmungsaktivität anbelangt, muss nur jeder
einmal versuchen, einen Tag mit einer dünnen Plastikfolie
am Leib zu arbeiten: Plastik atmet nicht!

Wärme

Wärme gehört mit zu den wichtigsten Gesundheits-
faktoren. Mangelt sie, tritt schnell eine Erkrankung
ein: Schnupfen, Blasenentzündung, Bronchitis und
so weiter. Oft ist man der Mode wegen oder weil das
natürliche Empfinden gestört ist zu leicht angezogen.
Wenn ich im Februar eine Mutter in einem Möbel-
markt mit bauchfreiem, kurzärmeligen T-Shirt sehe,
wundert es mich nicht, wenn ihr etwa vier Monate
altes Kind Dreiviertel-Hosen, Söckchen sowie ein
kurzes Hemdchen trägt.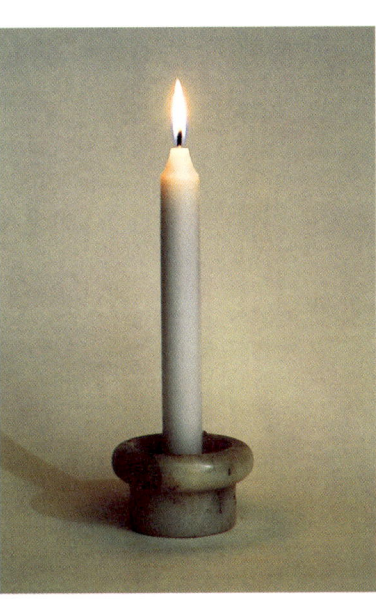

Um zum Beispiel warme Füße zu haben, ist es
wichtig, gute Schuhe zu tragen, die dem Fuß ausreichend Platz lassen; nur wenn der Fuß Bewegungs-
freiheit hat, kann er warm sein. Auch Stulpen oder,
an den Handgelenken, Pulswärmer helfen, die Wärme zu halten.

Es ist wichtig, durch Tees, Suppen und warme Speisen den Organismus von innen zu wärmen. Einschlafprobleme
etwa liegen oft an zu kalten Füßen. Luftdurchlässige, warme Kleidung aus Naturfasern, warme Mahlzeiten, Wärmflaschen und
Ölwickel unterstützen den Wärmehaushalt.

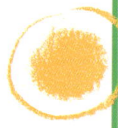

Bei Sportveranstaltungen zeigt sich, dass die Leistungen im Vergleich zu früheren Zeiten bis zu 20% zurückgegangen sind, vor allem in der Geschicklichkeit. Auch ergaben Untersuchungen in unteren Klassen, dass Kinder im Abschätzen von Längen- oder Breitenmaßen große Schwierigkeiten haben, was sich z.B. im Zusammensetzen von Baukästen zeigte.

Bewegung

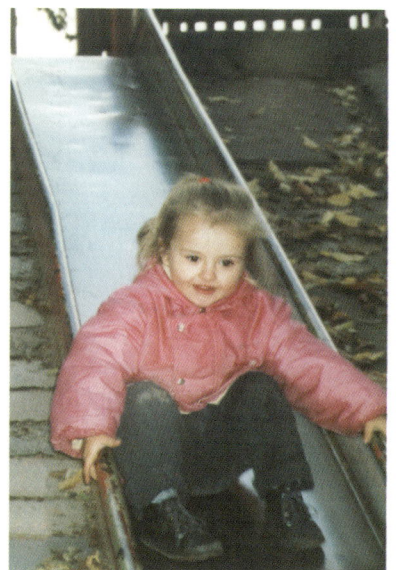

Die Bewegung ist für unsere Gesundheit von enormer Bedeutung – und wird leider schon im Kleinkindalter nicht ausreichend gefördert. So sind richtiges Robben oder das Laufenlernen zum richtigen Zeitpunkt (und nicht verfrühtes, erzwungenes Zerren) enorm wichtig für die Rechts-Links-Koordination. Ein Zimmerauto, das mit beiden Füßen bewegt werden muss, dient ebenfalls dieser Koordination. Auch ein Tretroller ist wichtig, da durch ihn der Gleichgewichtssinn ausgeprägt wird. Kinder, die lange Roller gefahren sind, können sich in der Regel auch ohne langes Üben auf dem Fahrrad behaupten. Fahrräder mit Stützrädern sind nicht wirklich empfehlenswert, da das Kind nicht lernt, sich um die Balance zu kümmern. Vor der Schulreife muss aber mit dem Radfahren gar nicht begonnen werden.

Seit Jahren ist zu beobachten, dass immer mehr Kinder mit Wirbelschäden in die orthopädischen Praxen kommen, die vom Zimmerauto (Bobbycar) auf das Dreirad steigen, danach das Fahrrad mit Stützrädern entdecken und bald darauf die Stützhilfen entfernen: Durch den zunehmenden Fernsehkonsum bei Kleinkindern, der Hüpf- wie Bewegungsspiele stark

Gesunde Bewegung für den Erwachsenen heißt, sich der eigenen Haltung, der einzelnen Bewegungen bewusst zu sein. Wer jede kleine Bewegung bewusst erlebt, das Gehen und Stehen nicht als notwendige Übel ansieht, sondern mit Bewusstsein ausführt und zudem Laufen oder Radfahren in den Alltag integriert, kann ein normales Pensum an gesunder Bewegung erreichen und braucht nicht ins Fitnessstudio!

ins Abseits gedrängt hat und darüber hinaus einen ungeordneten Bewegungsdrang hervorruft, sind sowohl frühe Haltungsschäden als auch mangelndes Koordinationsvermögen zu beobachten.

Bei der Einschulungsuntersuchung stellt man dann fest, dass diese Kinder Probleme damit haben, einen Fuß vor den anderen zu setzen, rückwärts zu gehen oder gar mit geschlossenen Augen die Balance auf einem Bein zu halten.

Was man noch vor einigen Jahren ausschließlich im Bereich der Behindertenpädagogik für notwendig erachtete (Wanderungen, Beweglichkeits- oder Koordinationsübungen, usw.) muss heute auch zunehmend auch bei nicht behinderten Kindern als gezielte Maßnahme eingesetzt werden – nicht zuletzt dadurch, dass viel zu wenig Eltern sich der Funktion gemeinsamer Ausflüge und Unternehmungen mit den Kindern bewusst sind.

Auch für die geistige Entwicklung unserer Kinder sind solche Unternehmungen notwendig: Stellen Sie sich nur einmal vor, was ein Kleinkind bei einem Spaziergang durch den Wald alles erleben kann! Zu jeder Schnecke, jedem Käfer kann man vor Ort etwas erzählen und so die Grundlage für die Beweglichkeit im Geist schaffen. Kein noch so interessant erscheinender Film in Fernsehen oder Kino kann das vermitteln, was ein Kind bei normaler Bewegung in der Natur real erlebt.

Humor und Fröhlichkeit

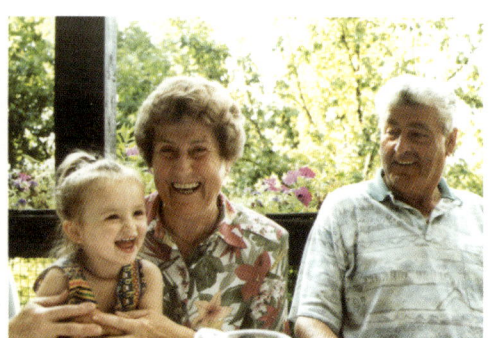

Man muss dreizehn Muskeln bewegen, um die Stirn zu runzeln, aber nur zwei, um zu lächeln. Warum sich also anstrengen?

Frohsinn und Humor gehören zum Gesundsein. Wer nicht lachen kann, wird über kurz oder lang krank, Verhärmung ist auch eine Art Krankheit.

Nun ist es mit dem Humor und dem Lachen so eine Sache. Was denkt man nämlich oft, wenn man irgendwo am Nebentisch eine Gruppe laut lachen hört? Gedanken wie: »Ach je, sind die albern«, oder: »Wann werden die erwachsen?«, kennt bestimmt jeder von uns. Oder was denkt der Chef, wenn er im Vorzimmer lautes Lachen hört? Bestimmt nicht: »Prima, meine Mitarbeiterinnen und Mitarbeitern geht es gut«, sondern eher: »Die arbeiten nichts«.

Wie geht es einem aber, wenn man von Herzen gelacht hat oder wenn man am Ende eines unangenehmen Tages zurückblicken und über die meisten Situationen lachen kann? Man fühlt sich erleichtert! Wer kennt nicht die Situationen, in denen man mit Humor und Freundlichkeit mehr zu Wege gebracht hat als durch Geschimpfe und Nörgelei? Und wie fühlt man sich, wenn man eine nette Begegnung, sagen wir im Supermarkt, hatte, jemand ließ Sie an der Kasse vor, weil in Ihrem Wagen nur drei Artikel lagen, oder jemand lobt Ihr Aussehen, Ihre Schuhe oder was auch immer? Man freut sich und kann vielleicht von dieser guten Laune etwas an andere abgeben.

In meinem Poesiealbum stand: »Der verlorenste aller Tage ist der, an dem man nicht gelacht hat«, und Curt Goetz schreibt über den Humor: »Wer mit Humor zu sterben verstünde, hätte die höchste Stufe der Weisheit erreicht«. Tatsächlich erleichtern wir unser Leben sehr, wenn wir paradoxerweise das ernst gemeinte Lachen in unser Leben mit einbeziehen.

Also – frisch gewagt, lachen Sie mal wieder!

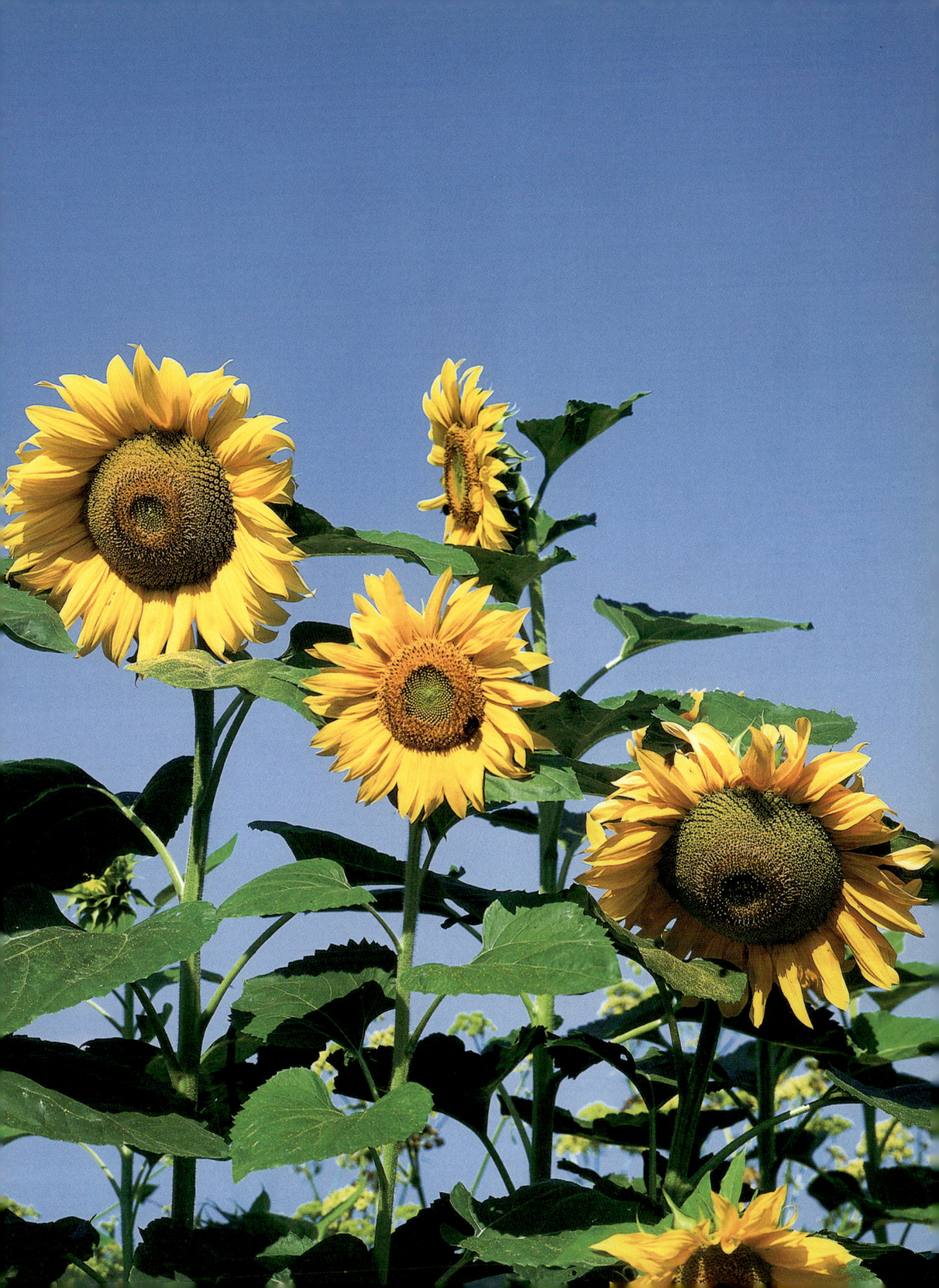

Das war bei meinem ersten Baum,
wie sehr ich ihn auch fühlte,
er überraschte mich: mit soviel Zweigen
war er tausendfältig Baum in mir ...

Jules Supervielle

Was wirkt bei einem Wickel?

Bei einem Wickel oder einer Einreibung ist es, neben der verwendeten Substanz, die Zeit, die ich mir für mich oder jemand anderen nehme. Außerdem kann in dieser Ruhezeit wirklich Raum zum Ausatmen und Entspannen entstehen und es können neue Kräfte getankt werden, die in jedem Fall zum Wohlfühlen beitragen. Somit ist der erste Schritt zur Gesundheit getan.

Waschmaschine, Trockner, Küchengeräte aller Art, schnelle Autos – all dies vermittelt uns heute, dass alles im Vergleich zu früher in einem höheren Tempo erledigt werden kann und wir dadurch einen enormen Zeitgewinn erzielen. Leider nutzt man die gewonnene Zeit viel zu selten für eine erholsame Ruhepause, sondern man schaut, mit welchen neuen »zeitsparenden Maßnahmen« man den vermeintlichen Gewinn wieder verbraucht.

Viele unserer heutigen Krankheiten sind bedingt durch Stress, Hektik, Schlafdefizit, mangelndes Ausatmen. Bei einer Einreibung oder einem Wickel mit warmem Öl wirkt zum einen die in dem Öl enthaltene Substanz (Rosmarin weckt auf und belebt, Zitrone zieht zusammen, usw.). Zweitens hat die Zeit, die ich mir in diesem Moment für mich oder den Kranken nehme, eine besondere Wirkung; außerdem kann in dieser Ruhezeit wirklich Raum zum

Ausatmen und Entspannen entstehen und es können neue Kräfte getankt werden, die in jedem Fall zum Wohlfühlen beitragen. Somit ist der erste Schritt zur Gesundheit getan.

Grundsätzlich gilt bei allen äußeren Anwendungen: *Es hilft, was gut tut.* Wenn ein Wickel als unangenehm empfunden wird, sollte er entfernt werden.

Wichtig vor dem Anlegen eines Wickels:

- Immer auf warme Füße achten und schauen, dass der Patient gut liegt: Dinkelkissen unter die Knie, ein Lavendelkissen zusätzlich unter den Kopf oder die Füße etwas höher lagern. Dinkel- oder Hirsekissen zur Lagerung kann man auf der Heizung oder im Ofen vorwärmen. Wickel und Wärmekissen *auf keinen Fall* in der Mikrowelle erwärmen! Die Wellen zerstören die wirksamen Kräfte.
- Den Patienten vor Anlegen des Wickels auf die Toilette schicken.
- Warme Füße lassen sich schnell erzeugen, indem man die Füße mit warmen Händen mit einem vorgewärmten Öl von der Wade abwärts, in kreisenden Bewegungen leicht massiert oder einreibt. Eine Wärmflasche tut das ihre dazu. Vorsicht: Sie kann Verbrennungen hervorrufen.
- Heiße und warme Wickel sind sogar im Sommer für viele ein Genuss, da die Wärme als wohltuend empfunden wird.
- Es ist darauf zu achten, dass während und nach einem Wickel Zugluft und Auskühlung vermieden werden; die behandelte Stelle sollte gut warm gehalten werden.
- Das Zimmer sollte gelüftet und ordentlich sein. Die Atmosphäre macht bei einem Wickel viel aus.
- Mancher bekommt bei Wollsocken nur feucht-kalte Füße; dann ist es ratsam, Baumwollsocken unter den Wollsocken anzuziehen.

Viele der Wickel sind auch in gesunden Tagen eine Wohltat!

Haben Sie die Entscheidung getroffen, sich etwas mehr mit Naturheilkunde zu beschäftigen, bzw. auf natürlichere Methode ihrem Körper etwas Gutes zu tun, ist es wichtig, Ihr Umfeld so zu gestalten, dass dies möglich ist. Das heißt auch, dass Sie von Menschen unterstützt werden. Wichtig ist es dabei aber auch zu lernen, auf das eigene Gefühl (Was tut mir gut, was nicht?) und nicht auf die Nachbarn, etc. zu hören. Wenn Sie mit einem Medikament nicht einig sind, dann nehmen Sie es nicht! Nur Sie sind für Ihren Körper verantwortlich. Ein helfender guter Arzt zeichnet sich auch dadurch aus, dass er auf seine Patienten Rücksicht nimmt und nicht mit aller Gewalt seine Vorstellungen durchsetzt. Es ist erstaunlich, wie viele Menschen wider ihr Gefühl Antibiotika und andere Medikamente nehmen, obwohl es viele andere Mittel gegeben hätte, bevor ein stärkeres Medikament eingesetzt werden »muss«. Viele Patienten haben einen so großen Respekt vor ihrem Arzt, dass sie nicht den Mut haben, ihm zu sagen, sie möchten gern ohne starke Mittel auskommen. Leider kennen sich viele Ärzte mit den einfachen Hausmitteln nicht aus – da ist es einfach, sie zu verdammen! Wobei ich ausdrücklich darauf hinweisen möchte, dass es auch Situationen geben kann, in denen auch Antibiotika notwendig sind – nur eben alles zu seiner Zeit!

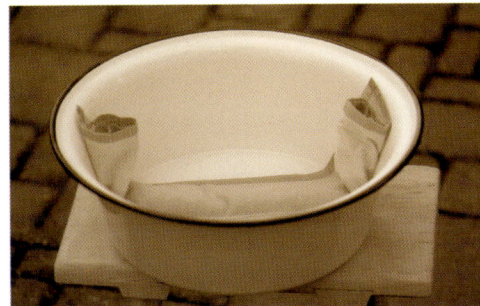

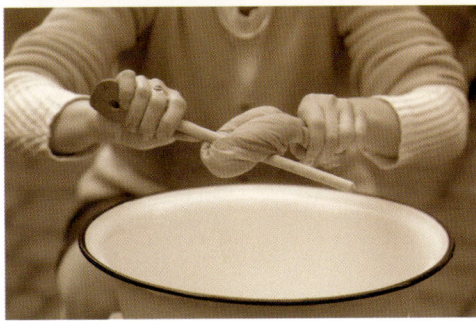

Vorbereitung für einen Zitronenwickel (siehe S. 28)

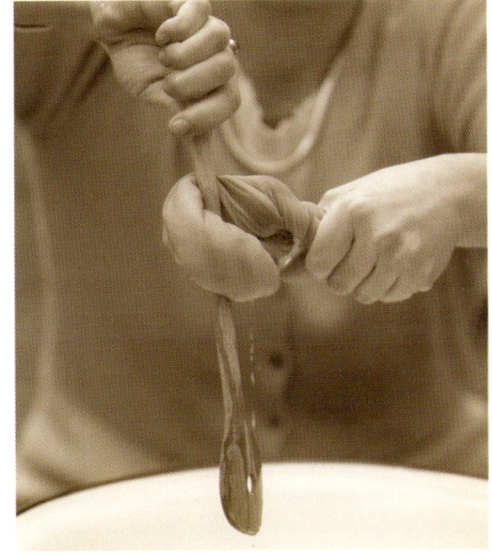

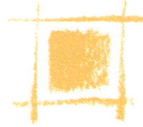

Das Nachruhen nach einem Wickel ist für den Gesundungsprozess und das Wohlgefühl unentbehrlich. Bei Kindern sollte man darauf achten, wann sie beginnen, unruhig zu werden – dann ist die Nachruhezeit beendet. In jedem Fall aber sollten während des Wickels, der Kompresse, der Einreibung und der Nachruhezeit weder Musik noch sonstige akustische Ablenkungen stattfinden, denn die Ruhe tut gut, auch wenn sie manchmal schwer zu ertragen ist. Ruhe ertragen zu lernen und daraus Kraft zu schöpfen, ist etwas sehr Heilsames.

Für alle Wickel oder Kompressen benötigt man außer der Heilsubstanz:

- 1 Stück Alufolie
- 1 bis 2 Wärmflaschen
- 1 Baumwolltuch, doppelt so groß wie die zu behandelnde Stelle
- 1 Leibtuch, ca. 130 x 40 cm (in jedem Fall sollte es um den Leib passen)
- 1 Wolltuch / Wollschal, etwas kleiner als das Leibtuch, um Kratzen zu vermeiden.

Reine Fasern sind immer von Vorteil. Wolle wärmt und kann Nässe aufnehmen, ohne sich nass anzufühlen. Baumwolle oder Seide können die Substanzen wunderbar aufnehmen, Seide wärmt, Baumwolle kühlt, außerdem lassen sich sowohl Seiden- wie auch Baumwollstoffe gut waschen. Synthetische Stoffe scheiden aus, da sie Hitzestaus verursachen und die Substanzen nicht aufnehmen können.

Die Alufolie dient als Schutz der Arbeitsfläche, auf der die Kompresse oder der Wickel hergestellt wird. Außerdem empfiehlt es

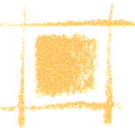

Nur am Rande: Als man begann, medizinisch mit Penicillin und ähnlichen Stoffen zu arbeiten, wurde verkündet, in wenigen Jahren gäbe es keine Infektionskrankheiten mehr. Nun, wir haben im Gegenteil noch viele neue dazu bekommen, da neben dem bekannten Problem der Resistenz gegen die Antibiotika auch die Gefahr der durch die Therapie ausgelösten Infekte besteht!

sich, den Wickel zum Erwärmen zwischen ein oder zwei Wärmflaschen ebenfalls in der Alufolie zu belassen, da das ätherische Öl den Gummi der Wärmflasche mit der Zeit porös macht. Auch kann so die Wärme besser weitergeleitet werden.

Die Wärmflasche ist immer gleich zu befüllen: Siedend heißes Wasser in die Wärmflasche einfüllen, oben festhalten, die Wärmflasche auf dem Tisch ablegen und langsam umknicken, sodass die Luft entweichen kann. Gut schließen!

Eine Wärmflasche, egal ob sie zum Erwärmen eines Wickels dient oder an den Körper kommt, braucht nur *halb voll* zu sein. Eine dicke, schwere Wärmflasche ist zum Beispiel auf dem Bauch eher unangenehm.

Zum Luft entweichen lassen niemals die Wärmflasche an den Körper pressen: Das eventuell heraustretende heiße Wasser kann Verbrennungen hervorrufen. Bei Patienten, alten Menschen oder kleinen Kindern niemals die heiße Wärmflasche direkt an den Körper kommen lassen, da sonst Brandblasen entstehen können. Besser ist es, sie in ein Frottee-Handtuch oder einen Kissenbezug einzuwickeln oder die »Wärmflaschen-Tiere« zu benutzen.

Zum Erwärmen der Wickel werden immer wieder alle möglichen Variationen gezeigt oder erklärt. In diesem Buch soll die einfachste und schnellste Methode gezeigt werden. Wie dies geht, wird im Folgenden erklärt.

Verschiedene Wickel

Für alle Erwärmungen von Wickeln oder Wärmekissen gilt: Nicht in der Mikrowelle erwärmen, da die Wellen die Substanzen und Heilkräfte zerstören!

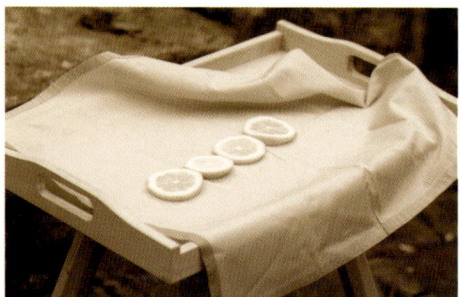
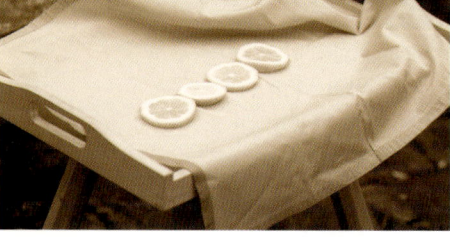
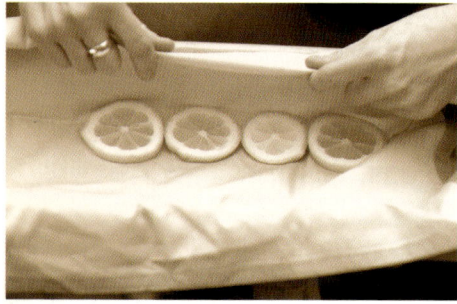
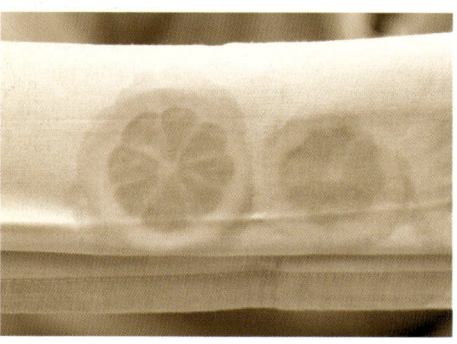

Zitronenwickel kalt

Anwendung: Bei Halsschmerzen, Heiserkeit oder zum Erfrischen im Sommer oder nach einem stressigen Tag, an dem man noch etwas vor hat.

> 1 unbehandelte Zitrone
> 1 Geschirrtuch
> 1 Baumwolltuch (so groß, dass es um den Hals passt)
> 1 Baumwolltuch oder Seidenschal, um den Wickel zu fixieren
> 1 Seidentuch für die Zeit nach dem Wickel, um den Hals warm zu halten, etwas Lavendel- oder Zitrusöl, um den Hals nach dem Wickel einzureiben

Die Zitrone wird in vier bis fünf dünne Scheiben geschnitten, die Endstücke werden weggelassen und die Kerne entfernt, da sie unter Umständen am Hals piksen. Die Zitronenscheiben nun auf das Geschirrtuch legen und das Geschirrtuch so falten, dass zwischen Haut und Zitrone nur eine Lage Stoff ist. Nun wird kräftig auf das Tuch und die Zitronenscheiben geklopft, damit der Saft austritt. Jetzt den Wickel so um den Hals legen, dass die Wirbelsäule frei bleibt. Das Tuch zum Fixieren kann ganz herumgelegt werden. Nach zwei- bis dreimaligem Anlegen eines Halswickels ist das Anlegen kein Problem mehr.

Der Wickel kann so lange am Hals bleiben, wie er als angenehm empfunden wird. Für viele ist dieser Wickel wegen der Zitronensäure zu unangenehm, da ein Juckreiz entsteht oder weil die Kälte als unangenehm empfunden wird. Im letzteren Fall empfiehlt sich der *feucht-heiße* Zitronenwickel.

Bei Halswickeln aller Art sollte die Wirbelsäule frei bleiben, da der Liquorfluss (Rückenmarksflüssigkeit) längs fließt und durch einen zu eng anliegenden Halswickel Atemnot und ein unangenehmes Hitzegefühl auftreten können.

Nach dem Abnehmen eines Halswickels ist es sehr angenehm, wenn der Hals mit einem feinen Öl eingerieben und anschließend mit einem Seidentuch umwickelt wird.

Zitronenwickel warm oder heiß

Anwendung: Bei Halsschmerzen und Heiserkeit. – Der feucht-heiße Zitronenwickel ist eine wunderbare Möglichkeit, Hals und Dekolleté zu pflegen. Die Haut wird weich und geschmeidig und durch das ätherische Öl gepflegt.

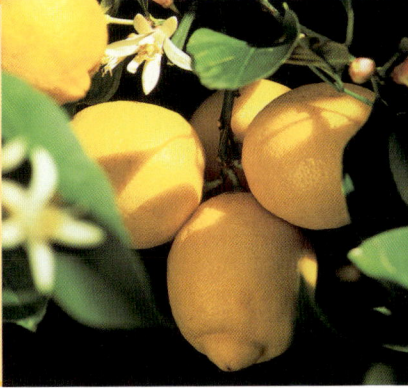

1	Zitrone
1	Topf mit kochendem Wasser (max. 2,5 l-Topf, eher etwas kleiner)
1	Geschirrtuch
1	Baumwoll-Halstuch (so groß, dass es um den Hals passt)
1	Glas, 1 Gabel, 1 Messer, 1 Kochlöffel
1	Tuch zum Fixieren
1	Seidentuch etwas Lavendel- oder Zitronenöl

Die Zitrone in das kochende Wasser geben, dann den Topf vom Herd nehmen. Die Zitrone mit der Gabel aufspießen, aufschneiden oder anritzen. Mit dem Glas nun auf die Zitrone drücken, sodass die ätherischen Öle frei werden und der Saft ausströmen kann.

Das Halstuch so zusammenfalten, dass es als breiter Streifen um den Hals passt, und in das Handtuch wickeln bzw. rollen.

Nun das gerollte Handtuch rechts und links an den Enden festhalten und in das heiße Zitronenwasser tauchen, dabei die Enden nicht loslassen. Das Handtuch herausnehmen, auf die Hälfte um einen Kochlöffel legen. Das Handtuch und den Wickel gut auswringen, das Halstuch auswickeln und rasch und so warm es ertragen wird an den Hals anlegen, sodass die Wirbelsäule frei bleibt. Mit dem Baumwolltuch fixieren. Auch dieser Wickel kann so lange er als angenehm empfunden wird aufliegen, auch über Nacht.

Je schneller man arbeitet, umso heißer ist der Wickel; ein gut ausgewrungenes Tuch hält länger warm.

Wie dieser heiße Zitronenwickel werden alle feucht-warmen oder feucht-heißen Wickel gehandhabt.

Nach dem Wickel den Hals gut warm halten.

Honigkompresse

Anwendung: Bei Bronchitis, Reizhusten, festsitzendem Husten.

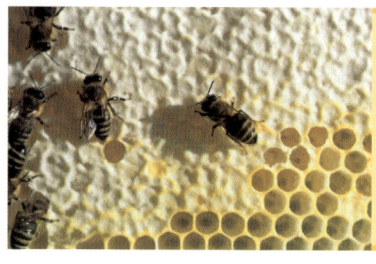

1 Baumwolltuch, doppelt so groß wie die Brust
1 Leibtuch
1 Wolltuch
1 Wärmflasche
  Honig
1 Stück Alufolie

Die Wärmflasche füllen, Luft entweichen lassen und in das Wickelpaket legen. Das Baumwolltuch auf die Größe des Brustbereiches zusammenfalten, mit Honig bestreichen (etwa messer-rückendick), einmal zusammenfalten (Honig auf Honig), in die Alufolie einschlagen und zum Erwärmen zwischen die Wärm-flasche legen.

Nach etwa 10 Minuten die Kompresse aus der Alufolie nehmen, aufklappen und mit der Honigseite nach unten auf die Brust legen. Leibtuch und Wolltuch herumlegen. Wenn gewünscht, die Wärm-flasche auf die Brust legen.

Die Honigkompresse kann gut über Nacht aufliegen, bis zum Morgen ist der Honig vollständig eingezogen. Etwaige klebrige Reste können mit warmem Wasser leicht abgewaschen werden.

Zwiebelwickel

Anwendung: Bei entzündlichen Prozessen wie Ohrenschmerzen oder Gelenkentzündungen oder anderen tief sitzenden Entzündungen (Sehnenscheidenentzündung)

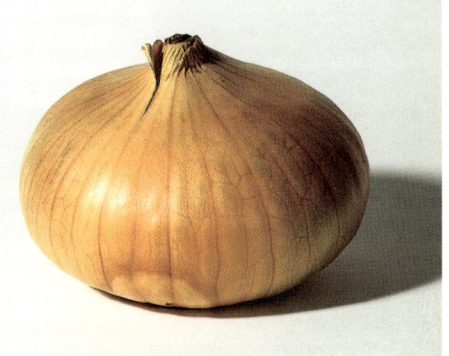

1	kleine Zwiebel, fein geschnitten
1 – 2	Esslöffel Olivenöl
1	Baumwolltuch für die zu behandelnde Stelle
1	Wollstück (aus einem alten Pulli zurecht geschnitten) oder ein wenig ungesponnene Schafwolle
1	Stück Alufolie
1	Wärmflasche
	Stirnband / Kopftuch / Mütze / Schal

Die Wärmflasche wie beschrieben befüllen. Die Alufolie zurecht legen, die klein geschnittene Zwiebel (zu grob geschnittene Stücke wirken oft unangenehm) mit dem Olivenöl mischen und auf das Baumwolltuch (das auf der Alufolie liegt) geben. Das Tuch zu einem großen Paket falten, dass es gut um oder auf die zu behandelnde Stelle passt, die Alufolie nun auch zusammenfalten und zwischen die Wärmflasche geben. 10 Minuten anwärmen. Dann den Zwiebelwickel auf die kranke Stelle legen, darauf das Wollstück oder Wollvlies und mit einem Schal bzw. beim Ohrwickel mit der Mütze oder dem Stirnband fixieren.

Es gibt mehrere Arten, den Zwiebelwickel herzustellen, z.B. die Zwiebel in Olivenöl andünsten. Die oben beschriebene Art ist einfach zu handhaben und geht schnell.

Senfwickel

Anwendung: Bei Lungenentzündung, Bronchitis, Sehnenscheidenentzündung oder Asthma. Zur Anregung des Milchflusses.

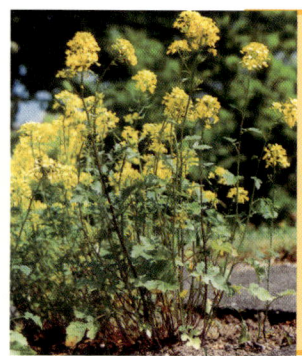

Schwarzes Senfmehl (aus der Apotheke eine kleine Menge, da es ranzig werden kann)
1 altes Geschirrhandtuch
2 bis 3 Blätter Küchenpapier
1 Leibtuch
1 Wolltuch
   Schüssel mit lauwarmem Wasser
   Waschlappen
   Handtuch, etwas Öl (Lavendel)

Die Wirkung von Senf ist ganz unterschiedlich. Der eine kann das Prickeln gut vertragen, der andere hält das Brennen nur für kurze Zeit aus. Wichtig ist, dass man bei diesem Wickel dabei bleibt, weil er unter Umständen bei empfindlicher Haut Verbrennungen hervorrufen kann.

In einem meiner Seminare besprach ich einmal den Senfwickel und versuchte zu schildern, wie sehr Senf brennen kann. Eine Teilnehmerin wollte gern den Senfwickel am Rücken ausprobieren. Wir bereiteten alles vor und sie legte sich auf den Wickel, doch noch ehe ich die Leibtücher zugeschlagen hatte, fragte sie mich, ob es denn sein könne, dass der Senf schon brenne, sie würde schon ein enormes Prickeln spüren. Ich entfernte die Tücher und den Senfwickel und sah, dass sie am Rücken bereits eine stark gerötete Stelle hatte. Sie war sehr dankbar für diese Erfahrung. Sie sagte, wenn sie den Wickel ihrer Tochter angelegt hätte, ohne seine Wirkung vorher selbst erlebt zu haben, hätte sie ihre Tochter beim ersten »Mama, es brennt auf dem Rücken« noch ermutigt, eine kleine Weile durchzuhalten, da sie sich nicht vorstellen konnte, wie rasch der Senf wirkt.

Also – Senf brennt und sollte rasch entfernt werden, wenn er zu prickeln beginnt. Deshalb muss man unbedingt beim Patienten bleiben! Dieser Wickel geht wirklich schnell.

Das Leibtuch und das Wolltuch ins Bett auf die Höhe des Rückens legen (erst Wolle, dann das Leibtuch). Das Senfmehl auf den Küchenpapierblättern in der Größe der zu behandelnden Stelle messerrückendick verteilen. Das Papiertuch zusammenfalten und eventuell mit einem Pflaster oder Leukosilk zukleben, damit kein Senfmehl herausfällt. Nun das Papierpaket auf das alte Handtuch legen und dieses ebenso auf die Größe des Pakets zusammenlegen, dann fest aufrollen und in die Schüssel mit warmem Wasser tauchen. Ein wenig auswringen, wieder aufrollen und an den Rücken des Patienten legen. Dieser soll sich nun auf das Leibtuch und das Wolltuch legen. Die Tücher werden zugeschlagen und der Patient darf so lange liegen, bis der Senf zu prickeln beginnt. Dann den Wickel rasch entfernen. Mit dem Waschlappen die behandelte Stelle abwaschen und sanft mit Öl einreiben. Das Papiertuch aus dem Handtuch wickeln und am besten gleich entsorgen, da der Senf schwefelhaltige Gase entwickelt, die unangenehm riechen.

Achtung: Da Senf eine bräunlich-gelbe Färbung hinterlässt, sollten Sie nur alte Handtücher verwenden.

Meerrettichwickel

Anwendung: Bei Nebenhöhlenvereiterung und Schnupfen

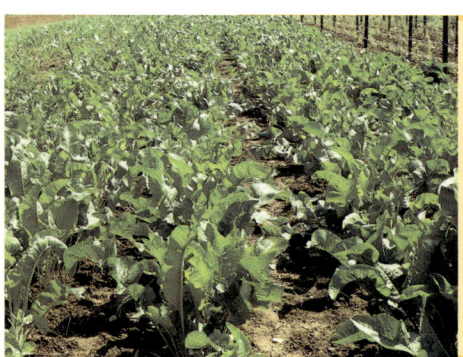

1 Stück frischen Meerrettich (oder Demeter-Meerrettich aus dem Glas)
1 Tuch, doppelt so groß wie die Stirn
2 Tücher, doppelt so groß wie die Wangen
2 nasse Wattepads (oder nasse Tempos, Stoffstücke oder Stofftaschentücher)
Schüssel mit warmem Wasser
Waschlappen
etwas Lavendelöl

Meerrettich fein reiben (scharf!) und auf das aufgefaltete Stirntuch in die obere Hälfte geben (oder den Meerrettich aus dem Glas messerrückendick wie oben beschrieben auf das Stirntuch streichen). Die beiden Tücher für die Wangen ebenfalls in der oberen Hälfte der Tücher mit Meerrettich bestreichen. Dann die Tücher zusammenfalten, die Augen mit den nassen Wattepads zum Schutz vor der Schärfe zudecken, dann das Stirntuch so auf die Stirn legen, dass der Knick des Tuches nach unten zeigt. (Andernfalls brösselt der Meerrettich heraus.) Ebenso die Tücher für die Wangen so auflegen, dass der Knick nach unten zeigt.

Sobald der Meerrettich zu brennen anfängt (kann unterschiedlich lang dauern), die Kompressen entfernen und die Stellen mit dem warmem Wasser abwaschen und etwas einölen.

Der Wickel kann zwei- bis dreimal am Tag gemacht werden.

Wer den Meerrettich überhaupt nicht im Gesicht verträgt, sollte einen Kartoffelwickel machen.

Kartoffelwickel

Anwendung: Bei Nebenhöhlenvereiterung, Bronchitis und anderen Entzündungen

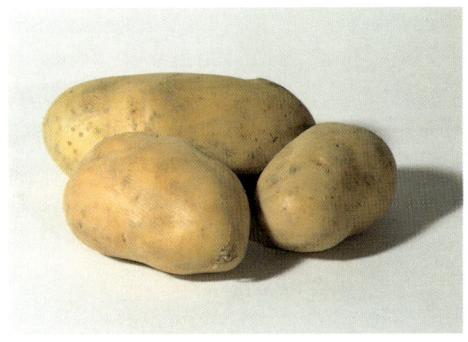

2 bis 3 Kartoffeln kochen, in ein Tuch legen und mit der Hand zerdrücken. So lange abkühlen lassen, bis die Hitze auf der Haut erträglich ist. Auf Stirn oder Wangen auftragen oder als Kompresse an den Nacken legen.

Der feucht-heiße oder feucht-warme Wickel

Hier wird beispielhaft der Schafgarben-Leberwickel erklärt, wobei nach diesem Prinzip alle warmen und heiß-feuchten Wickel zu handhaben sind.

Schafgarben-Leberwickel

Anwendung: Bei starken Verspannungen, Kopfschmerzen, Hysterie. Verdauung fördernd, Stoffwechsel anregend.

Schafgarbentee kalt ansetzen (Stängel und Blüte), 5 bis 10 Minuten zugedeckt auf schwacher Flamme köcheln lassen und in eine Thermoskanne geben.

1 Schüssel
1 Wolltuch
1 Leibtuch
1 dünnes Geschirrtuch
1 Baumwolltuch in der Größe der Leber (etwa die Größe eines DinA 5-Blattes)
1 Wärmflasche, mit der das Wickelpaket vorgewärmt wird
1 Kochlöffel

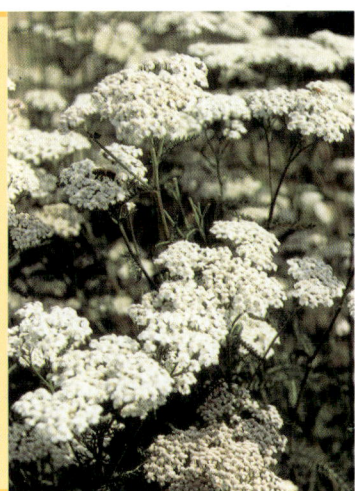

Das Wickelpaket im Bett in Höhe der Leber ausbreiten. Der Patient kann sich bequem darauf legen.

Das Baumwolltuch in das Geschirrtuch rollen und so in die Schüssel legen, dass die Enden heraus schauen.

Nun den Schafgarbentee über das Geschirrtuch in die Schüssel gießen. Das Geschirrtuch an den trockenen Enden herausnehmen und um einen Kochlöffel legen, sodass beide trockenen Enden in der einen Hand, der Kochlöffel in der anderen Hand sind. Den Kochlöffel drehen und somit das Tuch über der Schüssel auswringen.

Nun am Patientenbett das Baumwolltuch aus dem Geschirrtuch wickeln und vorsichtig auf die Lebergegend (rechter Oberbauch) legen. Man kann den Wickel auf die Haut legen und wieder abnehmen und gleich wieder anlegen, bis die Temperatur angenehm ist; jedoch sollte der Wickel so heiß wie möglich angelegt werden. Dann rasch das Leibtuch und das Wolltuch zuschlagen, eventuell die Wärmflasche auf den Bauch legen. Den Wickel 20 Minuten einwirken lassen. Nehmen Sie sich danach mindestens 20 Minuten Zeit zum Nachruhen.

> Nach diesem Prinzip sind die Bauchwickel mit Kümmel, Fenchel, Anis, der Schachtelhalm-Nierenwickel, der Lavendel-Rückenwickel usw. zu handhaben.

Quarkwickel

Anwendung: Als Brustwickel bei Bronchitis oder als Beinwickel bei Venenentzündung, Thrombosen. Sonnenbrand.

>   Magerquark (streichfähig, 20 % Fett)
> 1 Baumwolltuch
>   Leib- und Wolltuch, Frotteehandtuch als Schutzunterlage für das Bett
> 1 Stück Alufolie
> 1 Wärmflasche (wie bekannt füllen)

Den zimmerwarmen Magerquark (keinesfalls aus dem Kühlschrank, er kühlt auch bei Zimmertemperatur ausreichend!) messerrückendick auf das Baumwolltuch streichen. Die bestrichene Fläche sollte der Größe nach der zu behandelnden Stelle entsprechen. Das Baumwolltuch zusammenfalten, darauf die Alufolie und die Wärmflasche zum Erwärmen legen.

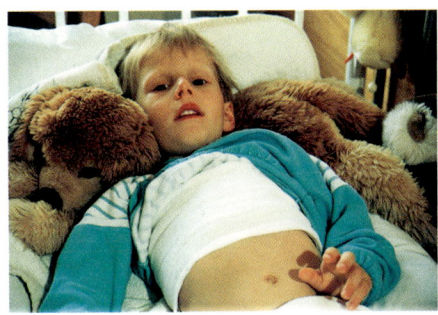

Nun gibt es zwei Möglichkeiten:

1. Den Wickel so anlegen, dass der Quark direkt an der Haut anliegt. Er trocknet so etwas schneller aus und bröselt eventuell beim Abnehmen, ist aber in der Wirkung etwas intensiver. Nach etwa 20 Minuten ist er so trocken, dass man ihn als ein Stück abnehmen kann. Etwaige Reste mit einem nassen Tuch entfernen. Die behandelte Stelle gut warm halten.

2. Sie können auch das Tuch so falten, dass es ringsum geschlossen ist und nur die feuchte Molke des Quarks auf die Haut kommt.

In beiden Fällen wird jedoch der Wickel mit dem Leib- und dem Wolltuch zugedeckt und der Körper eingehüllt.

Vorsicht: Quark verfilzt Wolle, deshalb besonders darauf achten, dass das Leibtuch größer ist als das Wolltuch.

Die Reste des Quarks in jedem Fall in den Restmüll oder die Toilette. Der Wickel dient ja dazu, die Entzündung aus dem Körper zu ziehen und ist demnach nicht mehr zum Genuss geeignet.

Pfarrer Kneipp berichtet von einer denkwürdigen Erfahrung in diesem Zusammenhang: Eine Bäuerin, die brav ihren Quarkwickel gemacht hatte, konnte sich nicht überwinden den Quark anschließend zu entsorgen und verabreichte ihn ihren Hühnern zum Fraß. Der Quark hatte die Gifte aus der Haut der Bäuerin jedoch so bereitwillig aufgesogen, dass die armen Tiere jämmerlich verendeten.

Wadenwickel

Anwendung: Zum Fiebersenken

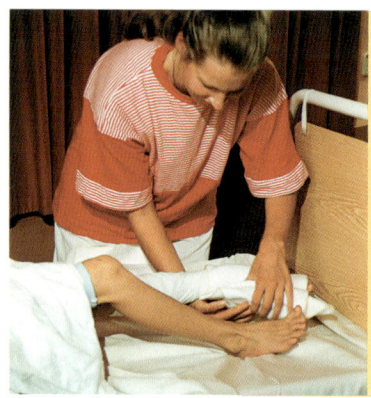

1 Schüssel mit lauwarmem Wasser (ca. 1 – 2 Grad unter der Körpertemperatur!)
1 aufgeschnittene Zitrone als Erfrischung oder Lavendelbademilch
4 zu Binden aufgerollte Baumwollstreifen 120 x 10 cm
1 aufgeschnittene Plastiktüte, darüber ein Frotteehandtuch in Höhe der Füße und Waden (zum Schutz des Leintuchs vor Nässe)

Die leicht ausgewrungenen Binden von den Zehen ab bis über die Wade wickeln, mit einem Handtuch leicht zudecken und nach zehn Minuten erneuern.

Eine Stunde lang alle zehn Minuten die Wadenwickel erneuern, zum Abschluss die Beine mit Öl sanft einmassieren.

Diese Variante des Wadenwickels mit Zitrone riecht angenehmer als die weit verbreitete mit Essig.

Ölwickel – wann hilft was?

Die wichtigsten Wickel im Überblick

Eukalyptus 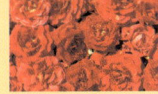	hartnäckige Bronchitis; Stirn- und Nebenhöhlenvereiterung; Blasenentzündung, Harnwegsinfekte	Brustwickel Unterbauchwickel
Lavendel	bei Unruhe allgemein zur Beruhigung; bei Hustenreiz; zur tiefen Entspannung	Brust- oder Bauchwickel
Melisse	bei nervöser Unruhe, wirkt beruhigend und ausgleichend	Brust-, Leib- oder Bauchwickel
Rose	Hülle bildend, entspannend	Brust- oder Bauchwickel
Thymian	Bronchitis und Erkältungskrankheiten; Schleim lösend	Brustwickel, milder als Eukalyptus
Zitrone	bei hysterischer Neigung; bei Asthma bronchiale; bei Bindegewebsschwäche	Brust- oder Oberbauchwickel

Heilpflanzen- und Kräuterkunde

Blüten sind Licht- und Wärmespender, da sie der Sonne am nächsten sind. Um die wirksamen und empfindlichen Substanzen nicht zu zerstören, werden sie nur mit heißem (nicht mehr kochendem) Wasser überbrüht. Man lässt sie 1 bis 3 Minuten ziehen und siebt sie dann ab.

Blätter mit ätherischen Ölen (Melisse, Minze) kann man mit kochendem Wasser überbrühen, 2 bis 3 Minuten ziehen lassen, dann abseihen, nicht kochen!

Stängel und Blätter, die fest und hart sind, werden in kochendes Wasser gegeben, 1 bis 2 Minuten aufgekocht, dann abgesiebt.

Wurzeln und Rinden werden kalt aufgesetzt, zugedeckt 5 bis 10 Minuten ausgekocht, dann abgesiebt.

Als Wärmeträger kann außer einer Wärmflasche auch ein

- Hirsekissen
- Kirschkern- oder Pflaumenkernkissen
- Kamillenblütenkissen
- Heublumenkissen
- Dinkelspreukissen oder
- Sandsäckchen

dienen. Man kann diese Kissen auf der Heizung, auf dem Ofen, in der Sonne erwärmen und dann am Patienten anlegen. Zum Erwärmen von Ölwickeln oder Kompressen empfiehlt sich aber immer eine heiße Wärmflasche.

Achillea (Schafgarbe)	Stoffwechsel anregend, Verdauung fördernd, Leber unterstützend, entgiftend, gut bei Migräne	Tee, feucht-warmer Wickel
Alchemilla (Frauenmantel)	alle Arten von Frauenleiden, als Tee bei Fieber	Tee, Sitzbad Blüte und Blatt
Anis	Verdauung fördernd, gegen Blähungen	Tee, Öl, als Anisbrot, ein paar Samenkörner zerkauen
Arnika	Verstauchungen, Schwellungen, auch nach Operationen und Blutergüssen	Essenz, Öl, Tropfen, Tee, Vollbad aus Tee oder Essenz
Augentrost	alle Arten von Entzündungen am Auge, Gerstenkorn	Tee, Augentropfen
Birkenblätter	ausschwemmend, Wasser treibend, zur Frühjahrskur geeignet	Tee
Birkenkohle	bei Durchfall, entgiftend	
Brennnessel	Harn treibend, entgiftend, Stoffwechsel anregend, sehr gut zur Frühjahrskur geeignet, als Tee zur Haarkur, als Gel (Combudoron) bei allen Verbrennungen	Tee, Gel, Gemüse (für Cremesuppe, Lasagne – statt Spinat)
Calendula (Ringelblume)	bei allen Arten von Entzündungen, gegen Pilze	Tee, Salbe, Essenz, Öl
Echinacea	gegen Erkältung, stärkt die Abwehr, wundheilend	Essenz, Tee, Tabletten
Equisetum (Schachtelhalm)	Blasen- und Nierenleiden, unterstützt Heilungsprozesse	Tee, Öl, feucht-warmer Wickel auf Blase und Nieren, Leibwickel
Erdrauch	Gallenfluss regulierend, mild Harn treibend, mild abführend	Tee
Eukalyptus	fördert die Sekretionslockerung, antiseptisch	Ölwickel, Tropfen

Fenchel	Verdauung anregend	Öl, Tee, als Gemüse sehr schmackhaft, roh sehr vitaminreich
Hirtentäschel	Blutgerinnung fördernd, gut bei Frauenleiden	Essenz, Tee, Absud für äußere Anwendung
Huflattich	Hustenreiz mildernd, Schleim lösend	Tropfen, Tee
Labkraut	Bindegewebe festigend, reinigt Milz, Leber, Niere, äußerlich bei Furunkeln, Wunden, Hautkrankheiten	Tee
Lavendel	beruhigt, stärkt, gut bei nächtlichem Hustenreiz (Ölwickel), bei Fieber als Tee	Tee, Öl, Vollbad, als Kissenfüllung, Kompresse, Augenbinde
Liebstöckel	gegen Ohrenschmerzen, Harn treibend, Verdauung fördernd, wirkt leicht gegen Blähungen, leicht Husten lösend	Ohrentropfen, Öl, als Kraut gut in Salat und Suppe
Linde	Schweiß treibend, beruhigend, Milch bildend, Abwehrkräfte stärkend	Tee, Sitzbad, Vollbad
Löwenzahn	Husten lösend, Gallen- und Magensaft anregend, Verdauung unterstützend, Stoffwechsel anregend	Tee, Sirup, als frische Blätter im Salat
Lorbeer	Verdauung fördernd, als Öl Durchblutung anregend	Gewürz, Öl
Meerrettich	Schleim lösend, Abwehrkräfte stärkend, Sekretion fördernd	gerieben zum Essen, Wickel

Melisse	Krampf lösend, beruhigend, ausgleichend, Schlaf fördernd	Öl, Vollbad, Tee
Rosmarin	aufweckend, erfrischend, Verdauung fördernd, desinfizierend	Tee, Öl, Vollbad, Fußbad
Salbei	gut gegen Halsschmerzen, Schweiß treibend (bei Fieber) über Nudeln – ein Gedicht	Tee, Öl, in Butter geschmälzt
Sambucus Niger (Holunder)	stärkt die Abwehrkräfte, Fieber senkend, Schweiß treibend, Husten lösend, erfrischend, stärkend	Tee und Sirup (aus der Blüte), in alle erfrischenden Tees, als Saft von den Beeren
Schöllkraut	Kramp flösend, aus den Stängeln gequetschter Saft gegen Warzen. Schöllkraut zählt in manchen Heilpflanzenbüchern zu den Giftpflanzen. Laut Maria Treben kann es ohne weiteres als Tee oder gequetscht, mit Wasser verdünnt, als Leber-, Galle- und Reinigungstee getrunken werden.	Tee
Schlüsselblume	Auswurf fördernd, Harn treibend, gegen nervöse Unruhe, bei Schlafstörungen und Nervenleiden	Tee
Spitzwegerich	bei allen Erkrankungen der Atmungsorgane, Verschleimungen, Husten, Keuchhusten, Blut bildend, Schleimhaut schützend	Tee, Salbe (Plantago), als Sirup in Tee
Thymian	Husten lösend, Schweiß treibend	Tee, Öl, Sitz- und Vollbad (milder als Eukalyptus)
Zitrone	Halsschmerzen,Hysterie, Fettleibigkeit, Asthma	Halswickel kalt und warm, Ölkompresse, heiß und kalt als Getränk

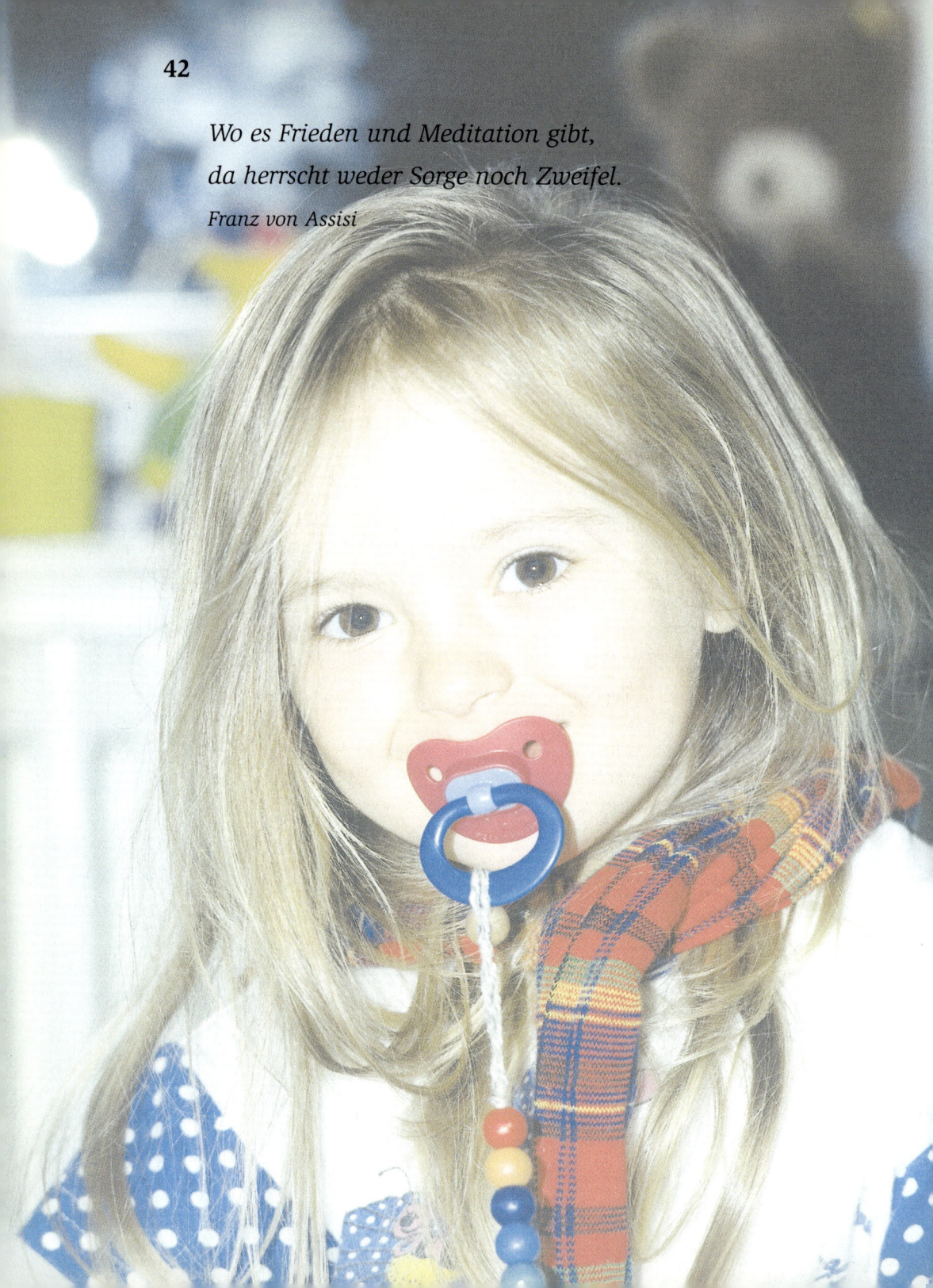

Wo es Frieden und Meditation gibt,
da herrscht weder Sorge noch Zweifel.
Franz von Assisi

Was ist im Krankheitsfall zu tun?

Oft genügen ganz einfache Schritte, die dazu führen, mir selbst oder einer anderen Person den Zustand des Krankseins angenehmer zu gestalten. Hier finden Sie Anregungen, wie Sie mit Hilfe von Wickeln ohne großen Aufwand schnell eine Linderung herbeiführen können.

Wie kann ich dem Kranken mit wenigen Maßnahmen Linderung verschaffen?

Jeder, der krank ist, freut sich über Ruhe, besonders dann, wenn die Krankheit mit Kopfschmerzen einher geht. Zimmer etwas verdunkeln, gut lüften, auf die Heizung ein Wasserschälchen mit etwas Zitronenöl. Mit wenigen Handgriffen das Nötigste aufräumen – ein stark verstaubtes Zimmer ist nicht sehr gesundheitsfördernd. Für ein groß angelegtes Abstauben ist der Moment der Krankheit jedoch auch nicht der geeignete Zeitpunkt. Den Raum gut temperieren (nicht zu heiß, nicht zu kalt), leichte und warme Decken anbieten (ein Kind mag dann oft in Mamas Bett).

Ernährung wie bei Fieber beschrieben.

Essen und Getränk in Reichweite stellen, Getränk mit einem Strohhalm versehen.

Bei Krankheit ist die Flüssigkeitszufuhr besonders wichtig. Auf diese sollte ganz besonders geachtet werden! Wenn das Essen verschmäht wird, ist das meist nicht so tragisch, da der Körper den Gewichtsverlust meist rasch wieder aufholt.

Kinder sollten nicht ständig durch Fernseher, Kassetten oder Ähnliches abgelenkt werden, da sie, sobald es ihnen etwas besser geht, von sich aus kreativ werden und sich friedlich mit ihren Spielsachen beschäftigen.

Eine Abwaschung mit Zitronenwasser genügt als Erfrischung, sie geht schnell und die Kinder genießen sie.

Der Schlafanzug und das Bettzeug sollten, außer wenn es total verschmutzt ist, nicht jeden Tag gewechselt werden, der Kräftehaushalt wird zu sehr strapaziert. Dies lässt sich an folgendem Beispiel gut darstellen:

Mein Sohn Floris hatte seine Schwachstelle im Magen-Darm-Bereich. Immer wieder beobachtete ich, dass er jeweils in den Nächten spuckte, nachdem am Tag ein Wäschewechsel erfolgt war. Ich konnte mir lange keinen Reim darauf machen, bis mir wieder einfiel, dass wir in der Ita-Wegman-Klinik und in der Filderklinik bei Schwerkranken das Bett immer Stück für Stück frisch bezogen, nie alle Bestandteile auf einmal. Und wer kennt nicht mindestens ein Kind, das sich mit einem völlig grau verschmierten Tuch, Püppchen, Kissen oder einer schwärzlichen Decke trösten lässt? Der Duft ist bekannt, die »Konsistenz« angenehm, es ist durchlebt. So verhält es sich auch mit der Bettwäsche eines Kranken. Ein neues Kopfkissen kann angenehm sein, ein neu bezogenes Bett fremd und unwohnlich; man lässt Kräfte in frisch gewaschener Wäsche.

Nach überwundener Krankheit gibt es jedoch kaum etwas Schöneres als eine gemütliche Badewanne und ein frisch bezogenes Bett!

Wann mache ich was?
Allgemeine natürliche Hausmittel und deren Anwendung

Mundfäule

Häufiges Spülen mit
Salbeitee, *Weleda*- oder *Wala*-Mundwasser oder Mundbalsam
Spülen mit verdünntem Schwedenbitter
Gurgeln und Spülen mit Zitronenwasser
viel Tee, Eis, wenig Essen (meist ist der Appetit sowieso nicht da)
keine Milchprodukte

Entzündungen im Mund

(siehe oben)
betroffene Stellen mit verdünnter Myrrhetinktur betupfen

Herpes am Mund

Myrrhetinktur (wenn es vertragen wird pur, sonst ein wenig ver-
dünnen)
Heilsalbe von *Weleda*, Ringelblumensalbe
Saft von Aloe und Hauswurz
Stellen weich halten, nicht mit Puder austrocknen

Augen

Bei entzündeten Augen oder Gerstenkorn Tee aus Augentrost oder
leichten Schwarztee als Spülung
Keinen Kamillentee als Augenspülung nehmen! Die ätherischen
Öle der Kamille sind zu intensiv.
Euphrasia-Augentropfen

Zahnschmerzen

Richtige und ausgiebige Zahnpflege ist äußerst notwendig, vor allem die Zahnzwischenräume sollten mit einer kleinen Bürste und Zahnseide geputzt werden, dadurch kann man sich größere Behandlungen ersparen. Regelmäßiges Entfernen von Zahnstein ist ebenso notwendig, da sich unliebsame Bakterien in Essensresten in Zahnzwischenräumen und an Zahnhälsen gern aufhalten und vermehren.

Gutes Zahnwasser (z.B. Rhatania Mundwasser) stärken das Zahnfleisch und geben Bakterien keine Möglichkeit, sich anzusiedeln.

äußerlich:
Baldrian als feuchte Kompresse
Umschlag mit Schwedenkräutern
Zwiebelsäckchen

innerlich:
Baldriantropfen

Achtung: Ein vereiterter Zahn kann sehr viel Unheil anrichten: Schmerzen im Arm, Rücken, Kopfschmerzen oder Migräne können hier ihren Ursprung haben.

Kopfschmerzen

Kopfschmerzen bei Stoffwechselproblemen, zum Beispiel bei zu wenig Flüssigkeitszufuhr, nach zu fetten oder blähenden Speisen:
Brennnesseltee oder Brennnessel als Gemüse zubereitet
Birkenblättertee – entschlackt und entgiftet
Schafgarbentee oder Schafgarben-Leberwickel
feucht-warmer Nierenwickel mit Schachtelhalm
viel Flüssigkeitszufuhr: Wasser, Tees (dünner Schwarztee oder grüner Tee)
feucht-warme oder kalte Lavendelmilch-Kompresse auf die Stirn (Lavendelmilch mit Wasser vermengt in eine Schüssel geben,

Waschlappen oder Baumwolltuch darin tränken, auswringen und
auf die Stirn geben)
Lavendelölkompresse auf den Nacken
Auf warme Füße achten!

Kopfschmerzen durch Verspannungen oder bei Anspannungen:
Lavendelölkompresse gut warm, fast heiß auf den Schulter- und
Nackenbereich
warmes Dinkel- oder Hirsekissen auf Nacken und Schulter oder als
Kopfkissen
heißes Entspannungsbad mit Melisse, Zitrone, Lavendel
Wärme, auch von innen heraus, durch Tees und Gemüsebrühe
Fußbad mit Lavendel, Rosmarin, Melisse
Wärmelampe auf den Schulter- und Nackenbereich

Kopfschmerzen lassen sich oft mit einer sanften Bein- und Fuß-
massage oder Einreibung vertreiben.

Migräne

Migräne unterscheidet sich von Kopfschmerzen dadurch, dass sie
meist mit Übelkeit, Lichtempfindlichkeit, Kältegefühl und Unwohlsein verbunden ist. Sie kann durchaus schon im Kindesalter
auftreten.
  Es gibt unterschiedliche Gründe, für das Auftreten einer Migräne: Bei manchen Menschen kann eine kohlhaltige Mahlzeit der
Auslöser sein, ein anderer bekommt sie an Konferenztagen, am
Wochenende, wenn man ausspannen könnte, eine wieder andere
Variante ist, zu lange im Kalten gestanden zu haben. Aber auch,
wenn unangenehme Aufgaben, Gespräche oder Angstsituationen
bevorstehen, kann die Folge Migräne sein. Angst vor unlösbaren
Problemen, Angst, sich an einem Punkt bloßzustellen und so wei-
ter.
Was kann man tun?

Brennnesseltee, bei Appetit auch Brennnessel als Gemüse
Schafgarbentee, Schachtelhalmtee, dünner Schwarztee, in jedem
Fall viel Flüssigkeit
Jede Art Ölkompressen, die man geruchlich verträgt
Meerrettich-Nackenkompresse, wenn man sie verträgt
Zitronenscheiben an die Füße
Oft hilft rechtzeitiges ins-Bett-Gehen und viel Schlaf
Einlauf, damit der Darm entlastet ist

In jedem Fall sollte man aufmerksam beobachten, in welchen Situationen die Migräne auftaucht und gegebenenfalls schauen, wie man die entsprechenden Umstände verändern kann.

Ohrenschmerzen, Mittelohrentzündung

Zwiebelsäckchen
Einen kleinen Wattebausch mit Schwedenkräutern tränken und
vorsichtig das Ohr damit betupfen
Lavendelölkompresse warm
Kamillesäckchen trocken-warm

Schnupfen

Thymian- oder Eukalyptusöl-Wickel warm auf die Brust
Plantago- oder sonstiges Schnupfensalben-Tuch
Salbenwickel
Pfefferminzöl, Lavendel- oder Thymianöl auf das Kopfkissen
Brust einreiben mit Transpulmin oder Tigerbalsam (es gibt
Schnupfensalben oder -balsam für Kinder, mild ist in jedem Fall
Plantago)
viel Flüssigkeit zu sich nehmen
Kochsalz- oder Meersalz-Nasentropfen (Rhinidoron von *Weleda*)
Fußbad mit Senfmehl, Zitronenfußbad
Morgens und abends warmes Armbad mit Zitrone
Zwiebelsäckchen übers Bett oder Zwiebelscheiben an die Füße

Nasenneben- und Stirnhöhlenvereiterung oder -entzündung

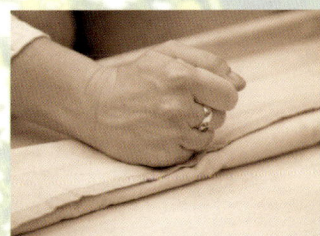

Rotlicht
Meerrettich-Stirn- und Wangen-Wickel
Meerrettichwickel an die Fußsohlen
Schwedenkräuter-Kompresse feucht-warm
Kartoffelkompresse
Zitronen- oder Zwiebelscheiben an die Fußsohlen
viel Flüssigkeit!
Wangen und Stirn im Winter vor allem gut schützen und
eincremen
Sonne oder bei ganz hartnäckigen Stirn- und Nebenhöh-
lenvereiterungen ab in den Süden ans Meer!
Eine Stirnhöhlenvereiterung geht oft mit einer langwieri-
gen Bronchitis einher, da durch die Vereiterung im Kopf-
bereich ständig Bakterien in den Bronchialbereich gelangen. Daher sollten Sie darauf achten, dass die Entzündung gut auskuriert wird!

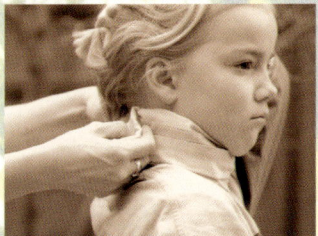

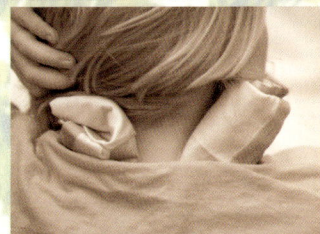

Halsschmerzen

Salbeitee aus frischem Salbei, mit Honig gesüßt: 1 bis 3
Stängel Salbei mit heißem Wasser überbrühen und ca. 10
Minuten ziehen lassen.
Heiße Honigzitrone
viel Flüssigkeit: Tee, Säfte, Wasser, möglichst keine
Milch.
Lutschbonbons und Halspastillen sind gut, da sie den
Speichelfluss fördern.
Zitronenhalswickel kalt oder warm
Kartoffelwickel
Quarkwickel
Seidentuch

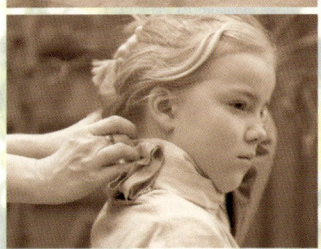

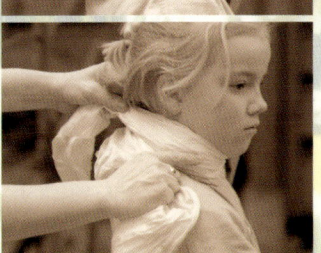

Zitronen-Halswickel (siehe S. 28)

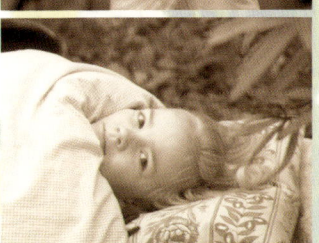

Gurgeln mit Mundwasser oder Tees ist sehr zu empfehlen, da die Bakterien dadurch vertrieben werden und gleichzeitig durch das Gurgeln ein frischer Atem entsteht.
Lavendelölkompresse
Echinacea Halsspray (*Wala*)
Leichte Kost (oft gehen Halsschmerzen mit Unwohlsein des Magens einher)

Sodbrennen

Amara-Tropfen
10 Tropfen Schwedenbitter in Wasser verdünnt einnehmen
Kümmeltee-Bauchwickel
Wermuttee, Fencheltee

Husten, Bronchitis

Bei allen Hustenarten oder bei den verschiedenen Sorten der Bronchitis ist es wichtig, viel zu trinken, damit sich der Schleim lösen kann.
Als Brust- oder Rückenwickel sind folgende zu empfehlen:
Lavendelölwickel bei Hustenreiz, beruhigt vor allem nachts, was eine enorme Erleichterung bedeutet
Thymianölwickel auf Brust oder Rücken
Eukalyptusölwickel auf Brust oder Rücken – ist etwas intensiver, vor allem im Geruch; eher für Erwachsene
Melissenölwickel auf Brust oder Rücken
Pfefferminzölwickel auf Brust oder Rücken
Es gibt verschiedene Erkältungssalben, die zum Teil auch gut auf einem Tuch über Nacht einwirken können, ansonsten empfehle ich Plantago-Salben-Tuch
Honigkompresse

Bienenwachsfladen warm auf die Brust
Kartoffelwickel
Quarkwickel (warm)
Kampferöl- oder Kampfersalben-Tuch
Brustbereich immer gut warm halten (Unterhemd!)
Ein paar Tropfen Lavendel-, Melissen-, Thymian- oder Pfefferminz-
öl direkt auf das Kopfkissen geben.
Senfwickel und Ingwerwickel sind bei hartnäckigen Bronchitiden
sehr ratsam.
Meerrettich-Brustkompresse oder -Rückenkompresse

Ein Dampfbad (Inhalation) ist mit folgenden Tees möglich: frische
Zitronenmelisse, Thymiantee, Pfefferminztee. Eine Zitrone in der
Dampfbadschüssel in heißem Wasser aufgeschnitten, wirkt lösend
und erfrischend.
Fußbäder mit heißem Wasser mit Senfmehl, Thymiantee, Zitro-
nenwasser.

innerlich:
Bronchicum-Tropfen, Flechtensirup bzw. Hustensirup (Weleda),
Tees mit Holunderblütensirup gesüßt, Prospan-Tropfen (Efeuaus-
züge), Spitzwegerichsirup pur oder in Tee aufgelöst, Sirup aus
Schlüsselblumen-Wurzeln
Anis-, Fenchel-, Malven-, Lungenkrauttee
Kandiszucker und Zwiebeln vermengen und einen Tag stehen las-
sen, den entstehenden Sirup löffelweise über den Tag verteilt ein-
nehmen
Tee aus Kirschstielen – ein sehr altes, bewährtes Hausmittel!
Isländisch Moos als Tee ist sehr bitter, aber auch sehr wirksam.
Als Lichenes comp. als Hustenelixier (Weleda) – sehr hilfreich und
schmackhaft!

Schlaflosigkeit

Baldrian-Tropfen oder -Dragees oder als Tee
Lavendeltee
Frauenmanteltee
Lavendelöleinreibung im Uhrzeigersinn am ganzen Körper oder auch nur Beine, Füße oder Bauch
warme Lavendelöl-Fußwickel
Fußbad mit Lavendel, Melisse, Lindenblüten (einzeln/kombiniert)
Vollbad mit Lavendel, Rose, Melisse, Lindenblüten
Wer eher hitzig veranlagt ist, sollte es mit kühlen Essig- oder Zitronen-Fußbädern oder mit kühlen Wadenwickeln versuchen
Basilikumtee oder Basilikum frisch aufs Brot oder zu Tomaten
Tee aus Baldrian und Melisse zu gleichen Teilen aufbrühen und 15 Minuten zugedeckt ziehen lassen – hilft auch bei seelischen Verspannungen.
Johanniskraut als Tee oder Vollbad, jedoch nicht nach 17 Uhr. Johanniskraut ist eine Pflanze, die sehr viel Licht und Wärme speichern kann. Sie ist sehr wirksam bei Depressionen, da sie aufhellende Wirkungen zeigt.
Ein verblüffendes Hausmittel: Kalt duschen und dann ins Bett!

Wenn die Gedanken kreisen und Sie weder Ruhe noch Schlaf finden

Fußbad mit Essig, Zitrone, Lavendel warm oder kalt
10 Minuten konzentriert an etwas Angenehmes denken, Spaziergang im Wald, neues Rezept einer Lasagne oder, oder, oder …
Fußbad mit Senfmehl für die Durchblutung der Füße
Baucheinreibung mit Lavendel oder Lavendelölkompresse auf den Bauch
Lavendel-Nacken- oder -Schulterkompresse
Lavendeltee
warme Honigmilch

Blähungen

Basilikum als frisches Kraut oder als Tee
Kümmel-, Fenchel-, Anistee gemischt oder einzeln
Kümmelöl oder Lavendelöl-Baucheinreibungen
Kümmeltee-Bauchwickel heiß
Schafgarbentee, Schafgarbentee-Bauchwickel
Einlauf mit warmem Wasser
Majoransalbe auf dem Bauch einmassieren (im Uhrzeigersinn)
Achtung: Häufig wiederkehrende Blähungen nach süßen Speisen
oder Obst können auch ein Anzeichen für einen Pilz sein.

Verstopfung

Amara-Tropfen
viel Flüssigkeit – heiße Gemüsebrühe
Geschroteten Leinsamen in etwas Wasser über Nacht einweichen,
dazu viel Wasser und ungesüßten Tee trinken
Schafgarbentee
Brennnesseltee
eingeweichte Pflaumen (Backpflaumen)
frisch gepresster Apfelsaft
Möhren-, Apfel-, Rote-Bete-Saft frisch gepresst oder als Salat
Spargelgemüse
Tee aus Erdrauch, Brennnessel, Schafgarbe, Birkenblättern, zu
gleichen Teilen gemischt, mit kochendem Wasser übergießen, 10
Minuten ziehen lassen, über den Tag verteilt 2 bis 3 Tassen.
Brennnessel- und Birkenblätter zeigen oft verzögerte Reaktionen,
d.h. man muss nachts raus. Daher beobachten und ggfs. abends
den Tee trinken.
Nüchtern ein Glas abgestandenes Wasser trinken.
Achtung: Von Abführmitteln, auch den harmlosesten, ist dringend
abzuraten, da sie dem Körper wichtige Elektrolyte und Mineralien
entziehen, die er gerade jetzt benötigt!

Magen-Darm-Grippe

Brombeerblätter-Tee: Blätter mit kochendem Wasser übergießen, 10 Minuten ziehen lassen, immer wieder schluckweise trinken. Wirkt durch die Gerbstoffe wie Schwarztee, enthält aber kein Teein!
Amara-Tropfen , Geum urbanum, Schwedenkräuter
leichter schwarzer Tee (für Kinder ist der Brombeerblättertee geeignet)
Kohletabletten zur Entgiftung und zum Binden von Durchfall
Ein Einlauf spült oft die verursachenden Bakterien hinaus, sodass der Genesungsprozess viel schneller eintreten kann.
Am besten 24 Stunden lang nur viel trinken, dann mit Reiswaffel, Zwieback oder gekochtem, nur leicht gesalzenem Reis anfangen.
Bei ganz schlimmem Erbrechen hilft eine Mischung aus Brombeerblättertee, gemischt mit 1/4 Teelöffel Salz und 2 Esslöffeln Traubenzucker, schluckweise trinken.
Tee aus Erdbeerblättern (Walderdbeeren)

Aufbaukost nach einer Magen-Darm-Grippe:
mit Tee und Zwieback beginnen
Reiswaffeln oder Knäckebrot als Alternative
zum Mittagessen Gemüsebrühe, zwei Stunden lang gekochte Möhren, Reis mit etwas Salz, dazu Apfelkompott oder Apfelmus
frisch geriebener Apfel mit Zwieback
Erst wenn diese Speisen vertragen werden, kann man mit Nudeln, Nudelsuppe und Gemüse aufbauen.
Gerade bei kleinen Kindern fängt man häufig zu früh an mit normaler Kost. Mit Tee und eventuell Salzstangen, Zwieback und Reiswaffeln lassen sich aber die ersten Tage gut überbrücken.
Bei Kleinkindern, die starken Durchfall haben, muss auf jeden Fall der Kinderarzt hinzugezogen werden, da oft Eisenmangel oder Elektrolytverlust drohen.

Blasenentzündung

Betrifft Frauen viel häufiger als Männer, da die Bakterien einen kürzeren und einfacheren Weg haben, wenn sie von der Scheide durch den Harnleiter in die Blase gelangen. Um nach einer Entzündung eventuellen bleibenden Schäden vorzubeugen, ist es besonders für Frauen ganz wichtig, rechtzeitig Beckenbodengymnastik zu machen, die den Unterleib und besonders die Blase stärkt. Nach einer Entbindung sollten Sie regelmäßige Rückbildungsgymnastik betreiben – Sie ersparen sich dadurch viele Unannehmlichkeiten im Alter.

Regelmäßiges und vollständiges Entleeren der Blase ist unbedingt notwendig. Empfehlenswert ist es auch, vor dem Geschlechtsverkehr die Blase zu entleeren. Auch sollten Sie nach dem Baden unbedingt die nasse Kleidung ausziehen, nicht nur, weil sonst die Blase auskühlt: Durch das feuchte Milieu vermehren sich Bakterien besonders schnell, werden beweglicher und können so einfacher in die Blase gelangen.

Ein Öldispersionsbad bringt sofortige Linderung, da das Öl direkt in die Blase gelangen kann und dort für Entspannung sorgt.

Blasen-Nieren-Leiden

Lungenkrauttee
Viel Flüssigkeit! Alle Sorten Tees, die man mag, möglichst warm, nicht zu viel Schwarztee. Schachtelhalm und Brennnessel oder Birkenblätter fördern die Ausscheidung.

Wer mag, kann Gemüsebrühe oder andere Suppen (nicht zu salzig!) als Flüssigkeitszufuhr zu sich nehmen. Spargel, Erdbeeren, Gurken (als fein geriebener Salat) beinhalten viel Wasser.

Bärentraubenblättertee im Wechsel mit saurem Sprudel: 2 Tage Bärentraubenblättertee, 2 Liter über den Tag verteilt (macht den Urin basisch), dann 2 Tage sauren Sprudel (oder Saft-Schorle),

2 Liter über den Tag verteilt (macht den Urin sauer), die Bakterien haben somit keine Chance, sich niederzulassen.
Kürbiskerne, Kürbiscremesuppe
Lavendelöl-Kompresse auf den Unterbauch, gut warm
Eukalyptusöl-Kompresse auf den Unterbauch (kann zu intensiv sein, daher gut prüfen, gegebenenfalls eher die Lavendelöl-Kompresse)
Wärmflasche auf die Unterbauchgegend
warme Füße und Waden!

Bei Nierenleiden und Nierenschmerzen Schachtelhalm-Nierenwickel (feucht-heißer Wickel mit Schachtelhalmtee)
Achtung – bei Nierenschmerzen zum Arzt!

Blasenleiden können oft ›aus heiterem Himmel‹ in Form von Blasenkrämpfen oder Blasenbrennen auftreten, zum Beispiel bei Trennungssituationen, massiven Partnerschaftsproblemen oder anderen Entscheidungsfindungsprozessen

Scheidenpilze

Scheidenpilze treten häufig nach einem Schwimmbadbesuch auf und sind häufiger, als angenommen wird.
Starkes Jucken und Brennen wird oft rasch gemildert, wenn man Ringelblumensalbe verwendet.
Sitzbäder mit Eichenrinden-Präparaten (gerbt die Haut, macht sie resistent)
ätherische Öle (z.B. Lavendelöl) mit reichlich Olivenöl verdünnen und den Scheidenbereich einstreichen
Rosmarintee, Rosmarintee-Sitzbäder
Majoransalbe oder Thuja Majorana comp.
Abklären, ob der Pilz nicht auch innerlich sitzt: Oft wird nur äußerlich behandelt. Bei einem Öldispersionsbad verschwindet der Pilz fast merkbar, da die ätherischen Öle ihn in Kürze von innen heraus besiegen

Gebärmutterleiden / Menstruationsbeschwerden

Frauenmanteltee, Frauenmanteltee-Unterbauchwickel
Himbeerblättertee (in der Schwangerschaft zur Gebärmutterunter-
stützung)
Hirtentäschelkraut als Tee oder Sitzbad

Bei zu starker Menstruation: Frauenmanteltee oder Schafgarbentee
Menstruationskrämpfe: Weiße Taubnessel als Tee
Bei Ausfluss: Weiße Taubnessel als Tee oder als Sitzbad
Schafgarbentee-Sitzbad
Jogurt unterstützt die Scheidenflora
Jogurt einstreichen oder auf ein Tuch geben und an die Scheide
legen.
Bei Gebärmutterkrämpfen: feucht-heißer Bauchwickel mit Schaf-
garben-, Frauenmantel- oder Hirtentäschelkrauttee
Lavendelöl-Kompresse

Neurodermitis

Lebensmittelverträglichkeit prüfen durch einen Heilpraktiker oder
Allergologen. Oft liegt eine Getreideunverträglichkeit, eine Zitrus-
frucht-Allergie oder sonst eine Unverträglichkeit vor.
Neurodermitis spiegelt oft das Uneinssein der Eltern mit irgendei-
ner Situation wider!
Öldispersionsbäder mit Kamille
Seidenhemden umschmeicheln die Haut und wärmen angenehm.
Wenn möglich keine Wolle, da diese auf der empfindlichen Haut
juckt!
Abwaschungen mit Tee aus wilden Stiefmütterchen

Sonnenbrand

Schutz vor Sonnenbrand ist unbedingt ratsam! Mit Sonnenschutz-cremes oder, bei hoher Empfindlichkeit, mit Kleidung die direkte Bestrahlung vermeiden. Hut oder Kopftuch auf den Kopf! Sollte dennoch Sonnenbrand entstehen:

Jogurt oder Quark als Wickel (vorgewärmt, da durch zu kalte Wickel ein Schock entstehen kann) zur Kühlung und zur Flüssig-keitszufuhr für die Haut auftragen

Combudoron-Gelee

Gurkenscheiben

Kapuzinerkresseblüten

Erdbeersaft von Walderdbeeren

viel Flüssigkeit!

frischer Saft von Aloe

Aloe Vera Körpermilch (*Weleda*)

Malven Körpermilch (*Weleda*)

Zeckenbiss

Zecke möglichst nah an der Haut greifen und mit einer Pinzette herausdrehen

Achtung: Unbedingt das Befinden des Gebissenen und die Stelle um den Biss herum beobachten! Kopfweh, Übelkeit, Müdigkeit, extreme Licht- und Sonnenempfindlichkeit. Ein roter Hof um die Bissstelle ist ein Anzeichen dafür, dringend den Arzt aufzusuchen!

Insektenstiche

Sofort den Stachel entfernen und eine frisch geschnittene Scheibe einer Zwiebel aufpressen.

Combudoron-Essenz, Combudoron-Gelee

Schwedenkräuteressenz auftupfen

In der Regel hilft eine Zwiebel sofort den Schmerz zu lindern und die Schwellung in Zaum zu halten, da durch die schwefelhaltigen Stoffe die allergische Reaktion der Haut vermindert wird. Ist jedoch das Tier infiziert, kann es zu Blasenbildung und enormen Hautreizungen kommen; dann empfehlen sich Umschläge mit Calendula-Essenz. Die Zwiebelscheiben immer wieder erneuern.
Achtung: Insektenstiche können einen Schock verursachen. Deshalb sollten Sie dringend auf den Zustand des Gestochenen und etwaige Atemnot, Übelkeit oder Kopfschmerzen achten.

Langsame Wundheilung

Calendulaessenz-Umschläge oder -Abwaschungen
Traubenzucker sacht einstäuben.
Zerdrückte Kapuzinerkresseblätter auf die Wunde (desinfizierend).
Arnika-Essenz oder -Tinktur-Umschläge sind besonders bei Wunden zu empfehlen, die eitern oder bei denen die Wundheilung nicht vorangeht.
Kohlblätter (Weißkohl) werden von der Mittelrippe befreit, mit dem Wellholz bearbeitet und dann mit einer Mullbinde auf die offene Wunde gebunden (nur die inneren frischen Blätter verwenden; sie entziehen der Wunde den Eiter und schlecht riechende Sekrete, besonders auch bei den so genannten »offenen Beinen«). Oft ist schon nach wenigen Tagen eine deutliche Besserung festzustellen.
Echinacea-Salbe
Zerdrückte Spitzwegerichblätter frisch auftragen, wirkt desinfizierend.
Knoblauchzehe in ein wenig Wasser aufkochen, den Sud abkühlen und die Wunde damit reinigen, desinfizieren.
Arnikatee und Weiße Taubnessel als Tee zu gleichen Teilen, für Bäder der betroffenen Stellen.
Wundkleetee als Umschläge

In Italien werden Aloe-Blätter zerschnitten und der Saft unverdünnt auf Brandwunden und verdünnt auf offene Wunden gestrichen.
Hamamelissalbe
Schon sehr oft habe ich erlebt, dass in lange offenen, schlecht heilenden Wunden ein Pilz sitzt: Diese Wunden »ziehen sich zusammen« und schmerzen, haben oben vielleicht sogar eine Kruste, die darunter eine feste Stelle verbirgt. Ringelblumenessenz und Ringelblumensalbe helfen in diesen Fällen oft. Ganz hervorragend als Pilzvertreiber eignet sich auch ein Öldispersionsbad.

Wochenbett

Stillprobleme:
Ruhe, Ruhe, Ruhe!
Sie werden vielleicht nie im Leben so viele gut gemeinte Ratschläge erhalten wie in dieser Phase Ihres Lebens. Spüren Sie ab, was für Sie stimmig ist und lassen Sie sich nicht von Ihrer Umwelt irritieren!
Den Milchfluss bringen Ruhe, viel Flüssigkeit und Wärme in Gang. Gerstentrunk (Barley Water), Aprikosensaft, Wasser sind gute Alternativen zu den Milchbildungstees.
Senfmehlwickel zwischen den Schulterblättern fördern den Milchfluss.
Lauwarme Lavendelmilch-Bäder für den Unterarmbereich
Wärmflasche oder vorgewärmte Hirse- oder Dinkelkissen
Legen Sie Ihr Kind an, sooft Sie glauben, dass es dadurch beruhigt wird. Häufiges Anlegen fördert den Milchfluss: Die Nachfrage regelt das Angebot!

Wer wirklich nicht stillen kann, sollte sich nicht verunsichern lassen; es ist besser, in Frieden auf das Stillen zu verzichten, als ständig das Kind und sich selbst in Stresssituationen zu bringen. Mein erstes Kind hatte anfangs einige Schwierigkeiten. Als sich das Stillen als sehr kompliziert herausstellte, begann ich, mich ständig mit anderen Müttern zu vergleichen und mich somit einem enormen Druck auszusetzen – was natürlich nicht dazu führte, die Schwierigkeiten zu beseitigen. Als ich mich dann endlich zu einer Zusatzernährung entschließen konnte, hatte ich wenigstens die Gewissheit, dass mein Kind nicht verhungert. Es war klein und schmächtig und wurde immer als zartes Wesen angesehen. Nun aber gedieh und wuchs es und ist heute zehn Jahre alt. Erst beim dritten Kind war ich in der Lage, der Situation mit genügend Ruhe zu begegnen, sodass ich mein Kind mitsamt einem wunderbaren Buch ins Bett nahm, und immer, wenn die Kleine weinte, sie anlegen und stillen konnte.

Also – vergleichen Sie sich nicht mit anderen, Sie und Ihr kleines Kind müssen erst zueinander finden!

Entzündete Brustwarzen

Wala-Mundbalsam auftupfen und trocknen lassen
Weleda-Heilsalbe
Quarkwickel

Brustentzündung

oder Brustnervenentzündung (verursacht Fieber und Schmerzen, die aber keine Rötung hervorrufen und die Brust, im Gegensatz zur normalen Brustentzündung, nicht hart werden lassen):
Quarkwickel: so lange wie möglich anwenden, dann abnehmen und die Brust warm abwaschen und gut einpacken.

Hexenschuss

Wärme als Sofortmaßnahme! Z.B durch ein erwärmtes Kirsch-
kern- oder Dinkelkissen, Ölwickel mit Lavendel, Aconit, Johanniskraut oder *Solum Ulloginosum*
Öldispersionsbad
Senf- oder Ingwerwickel
Ein Wollnierenschutz beugt Auskühlung vor, die dringend zu vermeiden ist!

Fieber

Fieber entwickeln wir immer dann, wenn der Organismus sich mit
einem Fremdstoff auseinandersetzen muss, zum Beispiel Bakteri-
en, Viren, Giften oder bei operativen Eingriffen.
Wir empfinden Fieber als anstrengend, können bei Kindern gar
nicht glauben, dass sie das Fieber anders empfinden, als wir es uns
vorstellen. (Es gibt Kinder, die 39° Fieber haben und putzmunter
sind, weil sie vielleicht erst beim Entfiebern kraftlos werden, während wir unter Umständen schon bei 37,9 oder 38,5° total außer
Gefecht gesetzt sind.)
Bei Patienten, die an Krebs erkrankt sind, konnte man beobachten,
dass sie über längere Zeit vor Ausbruch der Krankheit nicht mehr
auf ihre normale Temperatur von 37° kamen und so schon lange
kein Fieber mehr entwickeln konnten. Eine durch Fieber hervorge-
rufene Wärme hilft dem Körper, sich neu zu ordnen. Bei Kindern
kann man oft erleben, dass sie nach einem fiebrigen Infekt wieder
ganz anders »im Stiefel« sind. Außerdem tendiert unsere Gesellschaft immer mehr dazu, die persönlichen Kommunikationen zu
kürzen, man holt sein Geld vom Automaten oder per Telebanking,
Informationen werden gefaxt oder gemailt. Dadurch finden immer
weniger persönliche Gespräche statt und der soziale Austausch
wird immer knapper, immer kälter. Wohl dem, der noch Fieber
entwickeln kann!

Oft hilft bei Fieber Zuwendung – und nicht nur bei Fieber! An äußeren Maßnahmen gibt es viele, bevor man zum Beispiel zu fiebersenkenden Zäpfchen greifen muss. Bevor man allerdings irgendwelche Maßnahmen ergreift, sollte man prüfen, in welcher Verfassung der Patient ist: Friert er, schwitzt er, fantasiert er, tut ihm das Fieber gut, was ist das Maximale, was das Minimale, was man tun kann?

Ruhe ist in jedem Fall zu empfehlen, ebenso ein Einlauf bei beginnender Krankheit; später ist er zwar immer noch zu empfehlen, aber oftmals viel anstrengender für den Patienten.

Maßnahmen

Zitronenabwaschungen mit lauwarmem Wasser
leichte Kost anbieten, wie z.B. Reiswaffeln, Zwieback, Apfelstücke, Apfelmus, Möhren (etwa 2 Stunden gekocht), Reis mit etwas Salz gekocht, dazu leicht gedünstete Apfelstücke, möglichst keine Milchprodukte.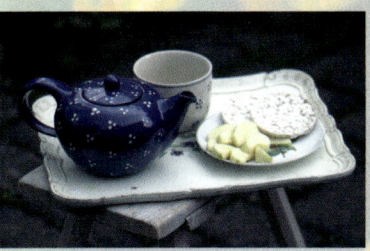
Viel Flüssigkeit wirkt Fieber senkend: Tees, möglichst mit Honig oder Holunderblütensirup gesüßt, Holunderblütensirup mit Wasser verdünnt, Wasser pur, Johannisbeersaft (schwarz) verdünnt, Himbeersaft.
Viele lieben auch eine Rosenwasserkompresse oder einen feuchten Waschhandschuh auf der Stirn, der mit Zitronenwasser oder Zitronensaft getränkt ist.

Um den Fieberanstieg zu fördern, zum Beispiel bei Schüttelfrost, sind Lindenblütentee, Holunderblütentee, warme Decken und sogar ein Pullover zu empfehlen.
Ein Einlauf senkt das Fieber mindestens um 1 Grad!
Zwiebel- oder Zitronenscheiben an die Fußsohle geben, mit einem Socken fixieren.
Wadenwickel (feuchte Socken anziehen)
feuchte Lavendelbademilch-Kompresse oder Lavendelöl-Kompresse

Masern

Bettruhe!
Zimmer verdunkeln, da meist eine Bindehautentzündung vorliegt.
Augen mit etwas dünnem Schwarztee benetzen, wenn sie brennen
(nicht, wie früher üblich, mit Kamille – brennt zu sehr!).
Patienten vorsichtig mit leichtem Zitronenwasser oder mit Laven-
delmilchwasser abwaschen.
Leichte Kost, viel zu trinken geben.
Bei enormer Übelkeit oder starken Bauchschmerzen (Masernaus-
schlag ist oft auch innerlich) Quark-Bauchwickel, Kümmel- oder
Fencheltee-Bauchwickel.
Bei starkem Juckreiz Desitin-Puder.
Dem Kind wirklich Ruhe gönnen – es ist wirklich krank, hat oft
Kopfschmerzen vom Fieber und fühlt sich schlapp.
Zur Erleichterung des Fiebers ist ein Einlauf mit schwach lauwar-
mem Wasser sehr hilfreich.

Keuchhusten

Schwierig und gefährlich nur im Kleinstkindesalter – und als Er-
wachsener!
Dem Kind ist am meisten geholfen, wenn man es ruhig und still
bei einem Hustenanfall begleitet; die meisten Kinder gehen ganz
normal mit dem Hustenanfall um.
Zur Linderung:
Tee aus Esskastanienblättern: Blätter schneiden, mit 3 Tassen Wasser übergießen und aufkochen lassen. Etwas stehen lassen und
absieben.
Lavendelöl-Rückenkompresse
Mischung aus Huflattichtee (auch von den Blättern) und Spitzwe-
gerichblättern. Spitzwegerich als Sirup in den Tee.

Müde Füße

Fußbad mit Zitrone, Pfefferminztee oder Pfefferminzöl, Rosmarin
Fußwickel mit Zitronenwasser
Einreiben mit Beinwellsalbe oder -schnaps
Fußbalsam (*Weleda*)

Müde Beine

10 Minuten genüsslich hochlagern!
Einreiben mit Hauttonikum (*Weleda*)
Beinwickel mit Zitronenwasser, Pfefferminz- oder Melissenwasser
kalt abbrausen und dann sanft mit Rosmarinöl einreiben
Einreiben mit Beinwellsalbe oder -schnaps

Bluterguss, Verstauchungen

essigsaure Tonerde als Umschlag (Tuch mit verdünnter essigsaurer
Tonerde tränken und anlegen)
Arnikaessenz-Umschlag (Tuch mit Arnikaessenz tränken und an
die schmerzende Stelle legen, mit einer Binde befestigen)
Schwedenkräuter-Umschläge
Arnika-Salbentuch-Umschlag
Quarkwickel bei Verstauchungen
Umschläge mit Beinwelltee oder -salbe
Spitzwegerichblätter

Einlauf

Anwendung: Wirkt befreiend bei Magen-Darm-Grippe, die Bakterien werden ausgeschwemmt, der Gesundungsprozess kann viel schneller eintreten.
Bei grippalen Infekten wirkt ein Einlauf oft Fieber senkend. Bei Migräne schafft er Erleichterung, da der Darm von belastenden Stoffen befreit wird.

Viele scheuen sich davor, einen Einlauf zu machen, aus welchen Gründen auch immer. Ich möchte alle darin bestärken, sich von irgendwelchen Ängsten oder Vorurteilen zu befreien, da ein Einlauf viele heilende bzw. lindernde Komponenten mit sich bringt.
Ein Irrigator oder Einlaufgerät besteht aus einem Plastikgefäß, das einen Liter fasst. Unten ist ein dünner Schlauch angebracht, an dessen Ende sich ein kleiner Hahn befindet. An diesen kann man ein schmales und ein dickeres Ansatzstück anschrauben. In das Plastikgefäß wird lauwarmes Wasser oder lauwarmer Fenchel-, Kümmel- oder sonstiger Tee gefüllt. Man öffnet nun unten den Hahn und lässt so viel Wasser heraus, bis die ganze Luft, die im Schlauch war, entwichen ist. Nun fettet man das Ansatzstück ein und schiebt es vorsichtig in den After ein, dreht den Hahn vorsichtig auf und hält nun das Einlaufgerät hoch, dadurch kann das Wasser in den Darm gelangen.
Nach einer kleinen Weile kann der Patient zur Toilette gehen und den Darminhalt entleeren.

Senffußbad

Anwendung: bei Schnupfen, Migräne, Menstruationskrämpfen, Nebenhöhlenvereiterungen, Wochenflussstau. Durchblutet und wärmt.
1 Handvoll Senfmehl (immer so viel, wie in die Hand des zu Behandelnden passt)
1 große Fußbadewanne

Senfmehl in die Fußbadewanne geben und mit lauwarmem Wasser volllaufen lassen. Das Wasser sollte bis zu den Waden gehen.
Baden Sie Ihre Füße so lange, bis der Senf zu prickeln beginnt. Füße und Beine gut abduschen und sanft mit einem Öl einreiben. Socken anziehen und am besten gleich ins Bett.

Rosmarinfußbad

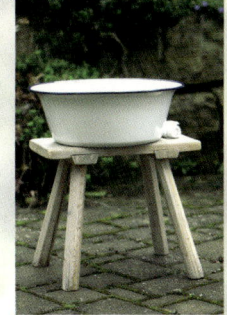

Weckt auf, erfrischt, durchblutet. Sehr wohltuend nach einem Winterspaziergang!
Rosmarintee oder Rosmarinbademilch in eine mit warmem Wasser gefüllte große Fußbadewanne geben. 10 Minuten die Beine eintauchen und dann nach dem Abtrocknen mit Zitronenöl einreiben.

Lavendelmilch-Fußbad

Beruhigt, entspannt, wärmt, durchblutet.
Fußbadewanne mit gut warmem Wasser füllen. Beine bis zur Wade eintauchen. Lavendelbademilch hinzugeben und ca. 10 Minuten baden. Füße abtrocknen und sanft mit Lavendeöl einreiben, warme Socken anziehen und nachruhen.

Ansteigendes Fußbad

Kreislaufbeschwerden
In eine Fußbadewanne oder einen Eimer langsam lauwarmes Wasser (ca. 36 Grad) einlaufen lassen, dann auf 40 Grad steigern. 10 Minuten baden und danach die Füße intensiv abreiben und mit warmen Socken nachruhen.
Nach Fußbädern oder einem Vollbad sollte die Hornhaut an den Füßen mit einem Frotteehandtuch abgerubbelt und die Füße eingeölt oder eingecremt werden. Regelmäßiges Einreiben hält nicht nur die Füße warm und geschmeidig, es beugt auch Fußpilz vor.

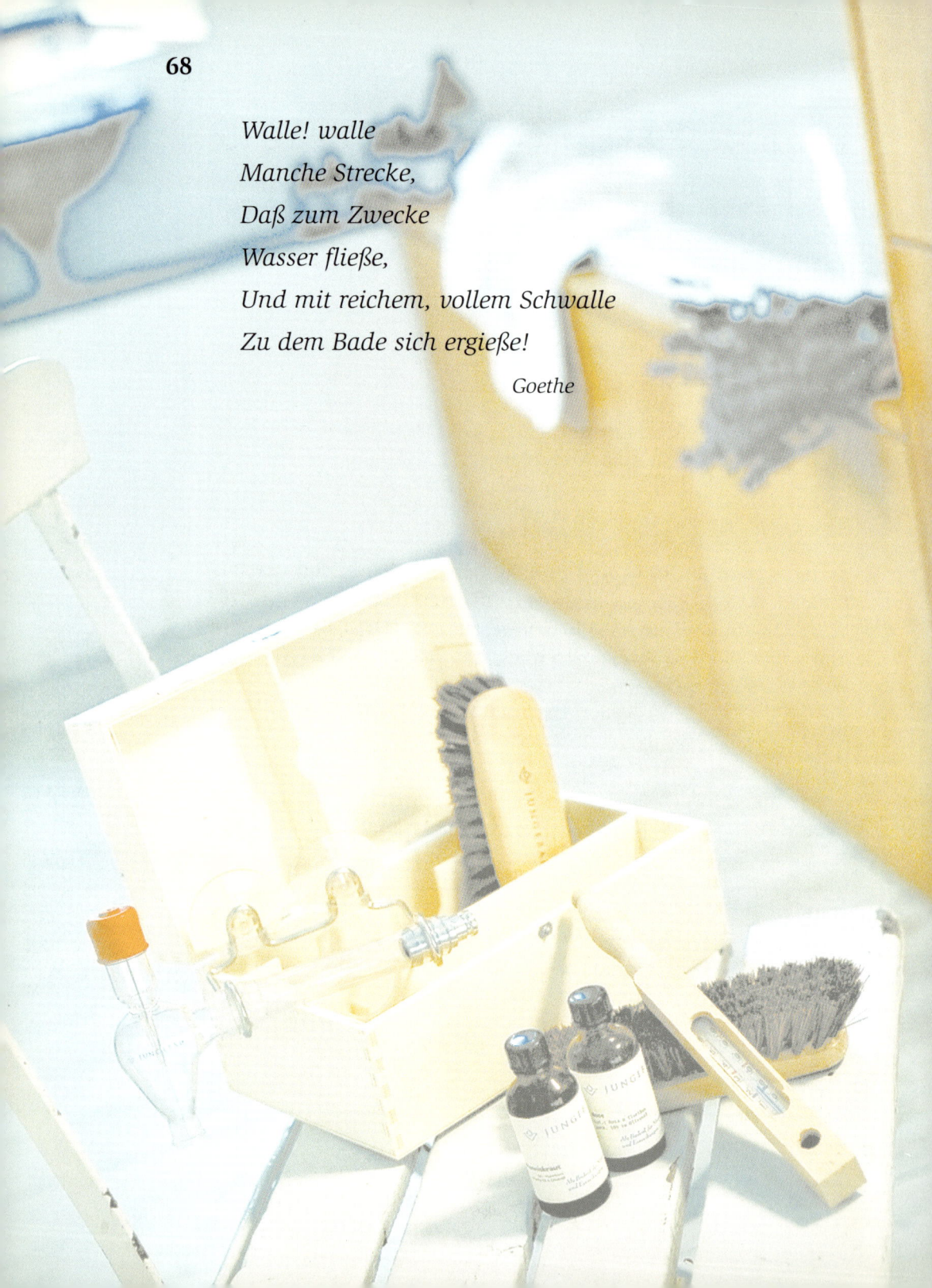

Walle! walle
Manche Strecke,
Daß zum Zwecke
Wasser fließe,
Und mit reichem, vollem Schwalle
Zu dem Bade sich ergieße!

Goethe

Öldispersionsbad oder Jungebad

Wenn Sie in ein Ölbad steigen, schließen sich normalerweise die Poren, und das Öl bleibt als Schicht außen auf der Haut. Das Besondere beim Jungebad ist, dass es die Hautbarriere überwindet und die Wirkstoffe sowie das Öl durch die Haut wie eingeatmet werden können. Somit haben Sie eine wirkliche Tiefenwirkung, die bei keinem anderen Bad entsteht.

Mein nächstes Kapitel möchte ich dem *Öldispersionsbad* oder *Jungebad* widmen. Dieses Bad wurde zwar nach seinem Erfinder, Werner Junge, benannt, man kann aber durchaus auch den Zusammenhang mit den Worten »jung« und »verjüngen« sehen, wird mir doch immer wieder bestätigt, dass man sich nach solch einem Bad wie neugeboren fühlt.

Normalerweise vermischen sich Öl und Wasser aufgrund ihrer charakteristischen Eigenheiten nicht. Bei diesem Bad findet jedoch eine echte Dispergierung, d.h. Verbindung der beiden Stoffe, statt.

Den kleinen, etwa 25 cm großen Glasapparat schrauben Sie ganz unkompliziert an den Duschschlauch Ihrer Badewanne. Durch diesen Trichter, in dem sich das Öl befindet, fließt das Wasser in Wirbeln und nimmt das ausströmende Öl mit. Dann wird es in Tausende kleine Öltröpfchen verwirbelt und zerstäubt, was zur Folge hat, dass jeder Wassertropfen mit einem feinsten Ölmantel umgeben ist.

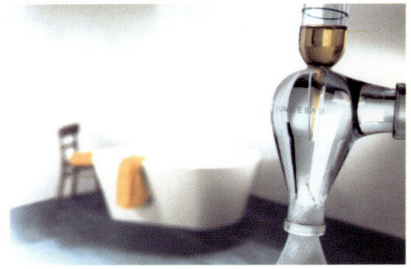

Als normale Reaktion der Haut schließen sich die Poren, wenn

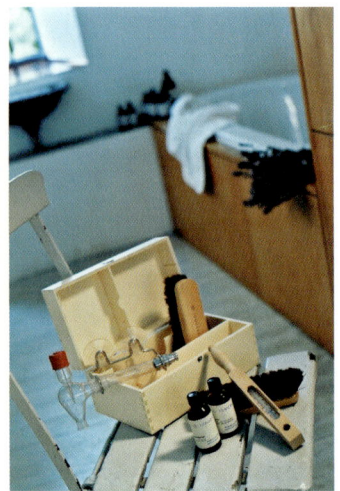

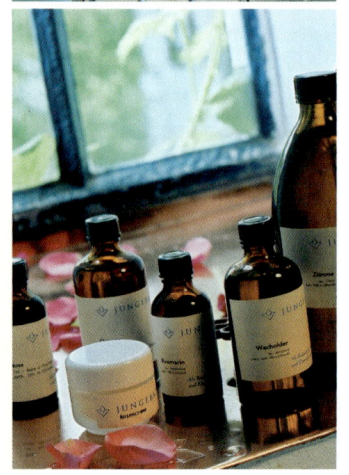

Sie in ein Ölbad steigen, sodass das Öl nur die äußere Hautschicht erreicht. Die Methode des Jungebads lässt jedoch zu, dass die Wirkstoffe tatsächlich eindringen und so eine höhere Wirkung erzielen können. Diese Tiefenwirkung lässt sich auf keinem anderen Wege erreichen. Das Öl des Dispersionsbades legt sich ganz fein auf die Haut, sodass nach dem Bad keine weitere Pflege notwendig ist. Nach dem Bad wickeln Sie sich in ein großes Bibertuch ein und gönnen sich mindestens eine halbe Stunde Ruhe – erst hier wirkt dann das Jungebad wirklich. Die Wirkung des Öls belebt ihr »inneres Feuer«, auf diese Weise findet die Erwärmung beim Nachruhen von innen heraus statt, was wesentlich wirkungsvoller ist als eine rein äußerliche Wärmezufuhr.

Das Öl des Dispersionsbades legt sich ganz fein auf die Haut, sodass nach dem Bad keine weitere Pflege notwendig ist.

Medizinische Studien belegen, dass man bei dieser Form eines Ölbades sieben- bis achtmal weniger Öl benötigt als bei anderen Bädern. Gleichzeitig ergaben Blutuntersuchungen, dass die Wirksamkeit der so verwendeten ätherischen Öle im Vergleich mit herkömmlichen Ölbädern mehr als doppelt so hoch ist.

Es ist darauf zu achten, dass nur Öle verwendet werden, die naturrein sind und auf Olivenöl (1.Pressung!) basieren, da Olivenöl über die größtmögliche Wärmefähigkeit verfügt und optimal von der Haut aufgenommen wird. Die Firmen Jungebad und Wala bieten diese Öle an.

Außerdem bietet die Firma Jungebad immer wieder Erlebnistage zum Kennenlernen der Öldispersionsbäder an; ein Besuch eines solchen Seminars lohnt sich.

Über die Firma Jungebad können Sie auch Informationsmaterial beziehen. Dort erfahen Sie, welches Öl Sie bei den verschiedensten Beschwerden verwenden können. (Die Adresse finden Sie auf S. 90)

Es gibt viele Gelegenheiten, ein Jungebad zu nehmen. Hier finden
Sie einige Empfehlungen:

Es lebe der Sport ...

Arnika und Eisenhut gegen Muskelverspannungen oder kleine
Verletzungen
Salbei und Zitrone zur Erfrischung

Viel Arbeit gab's und wenig ...

Passionsblume und Baldrian bei Schlaflosigkeit
Lavendel und Johanniskraut bei Unruhe und Nervosität
blaue Kamille und Schlehe bei Erschöpfung
Schafgarbe oder Melisse bei Magenverstimmung und Monatsbe-
schwerden

Kinderpflege gesund und einfach ...

Ringelblume und Kamille zur täglichen Hautpflege
Johanniskraut bei Unruhe und Nervosität
Fenchel und Kümmel bei Verdauungsschwäche
Anis als milder Hustenlöser
Zitronenthymian bei Erkältungen

Es regnet, es regnet, die Erde wird nass ...

Engelwurz bei Kopf- und Gliederschmerzen
Salbei bei Schnupfen und Halsschmerzen
Berberitze, Thymian und Eukalyptus bei Husten
Johanniskraut und Ingwer bei kalten Händen und Füßen

Heute lasse ich die Seele baumeln ...

in einem Bad mit Rose, Lavendel, Orange, Geranie, Salbei, Rosmarin oder Zitrone

Wohlfühlteil

In diesem Kapitel finden Sie die *Anleitung zum Wohlfühlen*!

....

Nehmen Sie sich Zeit für sich, schauen Sie, was Ihnen gut tut.

....

Und Sie werden sehen: In Kürze verfügen Sie über ganz neue

....

Kräfte. Haben Sie den Mut zu Veränderungen – und glauben Sie:

....

Alles ist möglich!

....

Lust auf Entspannung?

Grundsätzlich gilt: Gönnen Sie sich etwas Gutes, denn nur Sie sind für Ihren Körper verantwortlich. Jede Minute, in der Sie etwas für Ihren Körper tun, bringt Sie Ihrer Mitte, Ihrer Balance näher – und Ihr Körper dankt es Ihnen.

Um sich auf Dauer wohl zu fühlen und gesund zu halten, ist es erforderlich, dass man im Umfeld schaut: Was tut mir gut, was nicht? Das gilt sowohl für den Arbeits- als auch den Freizeitbereich. Wenn Sie sich dauernd überfordern, ist niemandem gedient. Ebenso sollten Sie schauen: Wer in meinem Freundeskreis unterstützt mich, wer hemmt mich in meiner Energie?

Seien Sie ehrlich zu sich und gehen Sie keine Kompromisse mit sich ein! Es gibt Menschen, die immer nur etwas wollen, aber kaum etwas geben. In allen Bereichen gibt es »Wohlfühl-Mehrer« und ebenso »Wohlfühl-Zehrer«.

Jemand, der Ihnen etwas neidet, kann unter Umständen so auf Sie wirken, dass Sie sich Verspannungen, ständige Magenschmerzen und Ähnliches zuziehen, oder aber es gibt Menschen in Ihrem Umkreis, die Ihnen das Gefühl vermitteln, dass Ihr Einsatz zwar ganz nett ist, aber eigentlich nicht gebraucht wird, nicht ausreicht, anderes mehr vonnöten wäre und so weiter. Sie laufen ständig wie mit angezogener Handbremse herum, haben aber Energien zur Verfügung, die Sie nicht einsetzen können. Dann sind Sie nicht am richtigen Ort mit den richtigen Menschen zusammen! Ihre Art, Ihr Talent, Ihr Wesen ist *einzigartig.*

Trennen Sie sich von dem, was belastet und schauen Sie, was Ihnen Kraft gibt, um Ihre Arbeit, Ihre Kindererziehung, Ihren Alltag so schön und leicht wie möglich zu machen. Warum sollten Sie sich mit Dingen plagen, die Ihre Gesundheit unnötig belasten?

Fangen Sie an, gönnen Sie sich immer wieder Zeit für sich, schauen Sie, was Ihnen gut tut. Und Sie werden sehen: In Kürze verfügen Sie über ganz neue Kräfte. Haben Sie den Mut zu Veränderungen, und glauben Sie: Alles ist möglich!

Liebe Leserin, lieber Leser,

mit dieser Karte können Sie uns Ihre Fragen und Wünsche oder Ihre Meinung zu dem vorliegenden Band des aethera-Programms mitteilen.

Diese Karte entnahm ich dem aethera-Programm:

Meine Meinung zum vorliegenden aethera-Band:

Ich habe folgende Fragen und / oder Ergänzungsvorschläge:

Mehr über das aethera-Programm erfahren Sie im Internet unter www.aethera.de

Bitte
freimachen

Antwort

**Verlag
Freies Geistesleben
Postfach 13 11 22**

70069 Stuttgart

Absender

**Bitte leiten Sie meine Fragen an
die Autorin / den Autor weiter**

**Bitte senden Sie mir einen
Gesamtprospekt des aethera-
Programms**

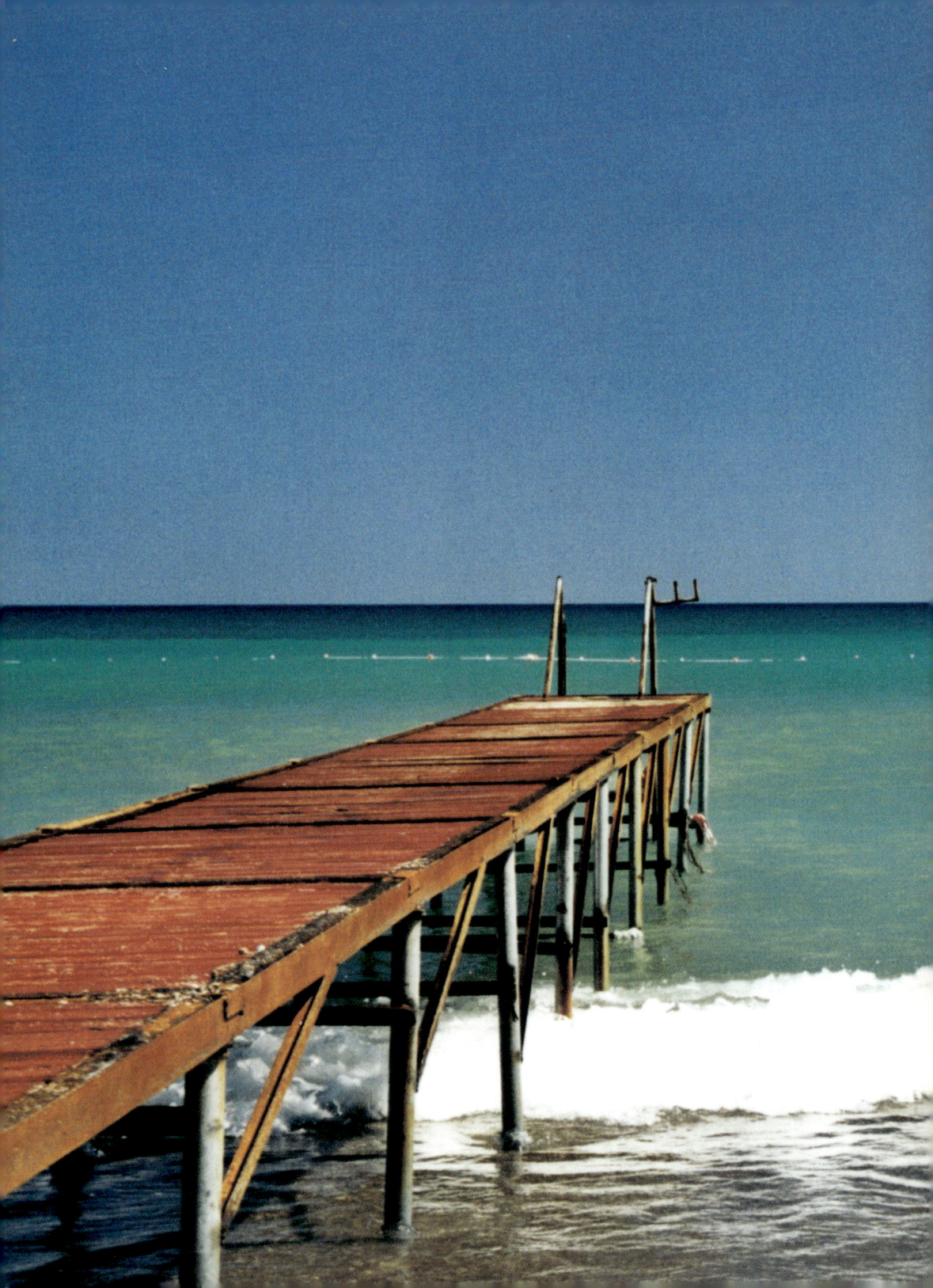

Was brauche ich zum Entspannen?

Stellen Sie sich innerlich ganz auf die Zeit ein, die Sie für sich brauchen und sich nehmen wollen. Versuchen Sie, bei sich zu bleiben. Und die Gedanken an Unangenehmes schieben Sie soweit es geht fort.

Stellen Sie das Telefon ab. Wenn Sie wollen, schließen Sie die Vorhänge oder den Rolladen.

Wenn Sie einen Wickel machen, wärmen Sie alles an, was Ihnen irgendwie angenehm ist – Tücher, Bett, Socken, usw.

Wenn Sie ein entspannendes Bad machen, wärmen Sie ein Handtuch oder ein Leintuch an. Fast alle Bäder wirken noch nach, wenn Sie sich nicht abtrocknen, sondern nass ins Tuch wickeln und vor allen Dingen nachruhen oder schlafen.

Überwinden Sie die Hürde des »das dauert mir zu lang, bis es losgehen kann«. Wenn Ihnen die kurze Vorbereitungszeit schon zu lang erscheint, dann sind Sie zu sehr auf Leistung und schnellen Erfolg programmiert. Die Zeit sollten Sie für sich in Anspruch nehmen – es lohnt sich. Außerdem geht es mit der Zeit mit den Vorbereitungen immer schneller, und mit der Zeit haben Sie vielleicht sogar Spaß daran, selbst neue Variationen zu kreieren.

Für die Wohlfühlbäder ist es gut, ein großes Sieb parat zu legen. Beim Rosenblütenblätterbad zum Beispiel ist es schade, wenn die Blüten nicht in der Wanne schwimmen können, aber sie sollten nicht im Ausguss landen. Ansonsten können Sie auch die Kräuter in ein Säckchen oder eine Mullkompresse wickeln und dem Bad hinzugeben.

Tees und Kräuter sind wunderbar, wenn sie frisch sind. Schon das Sammeln kann herrlich entspannend sein Und es ist erstaunlich, was man alles findet und verwenden kann. Achten Sie beim Sammeln auf den Ort. Suchen Sie Stellen, die möglichst nicht in der Nähe von gespritzten Feldern oder Straßen sind – auch die Kräuter nehmen leider die Gifte auf.

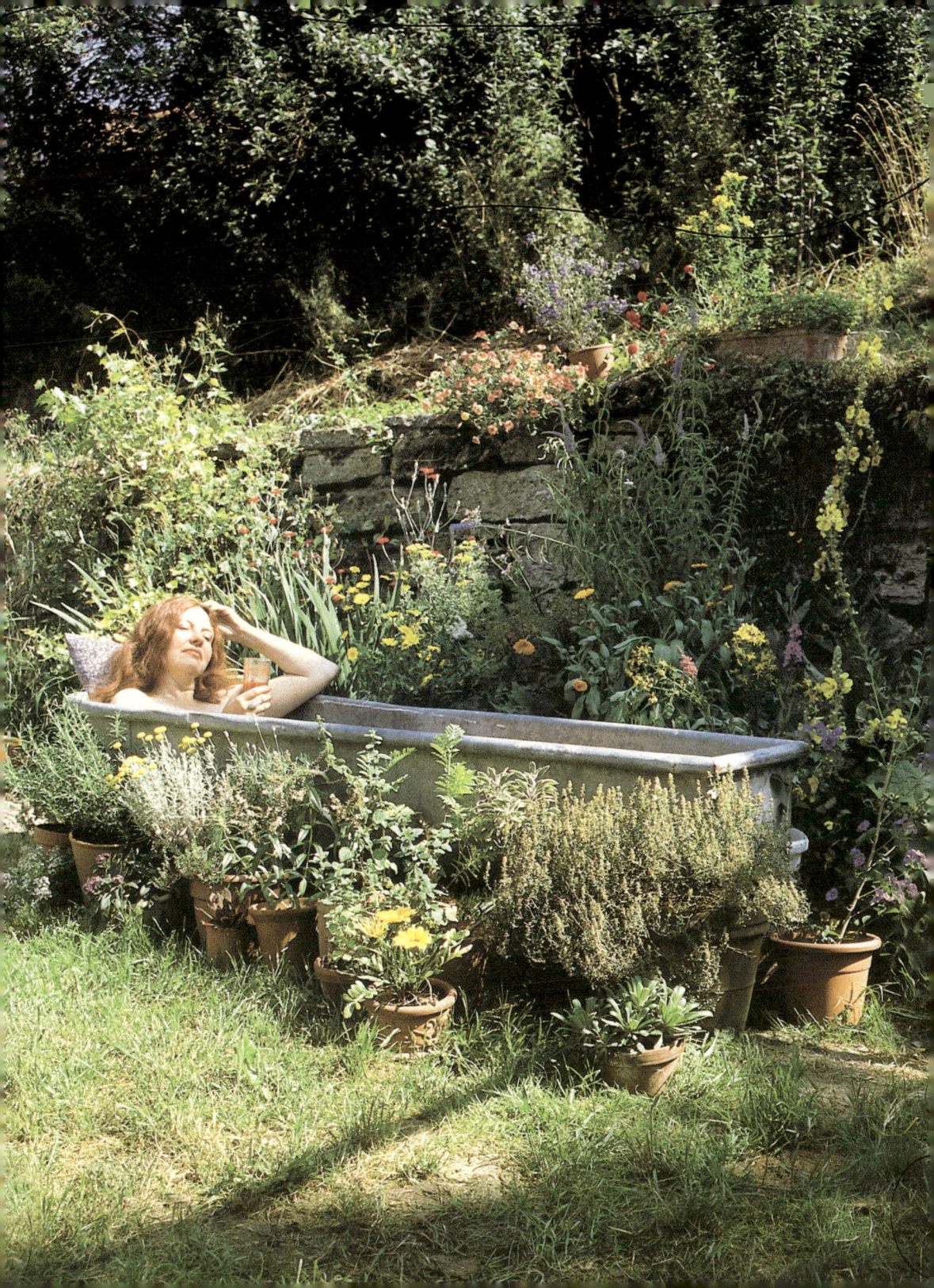

Verwöhnmomente

Zu einem Wohlfühltag gehört auch die ausgiebige Gesichtspflege.

Wer über feuchtigkeitsspendende Gurkenscheiben hinaus noch etwas für seinen Teint tun möchte, kann es einmal mit einer reinigenden *Lehmmaske* versuchen.

Lehmpulver ist in der Apotheke erhältlich. Etwas Lehmpulver oder Heilerde mit Wasser oder einem Wasser-Essig-Gemisch anrühren, sodass ein dicklicher, gut zu verstreichender Brei entsteht. Das Gesicht gut damit einstreichen und ca. 20 Minuten einwirken lassen. Dann mit lauwarmem Wasser abwaschen und das Gesicht sanft eincremen.

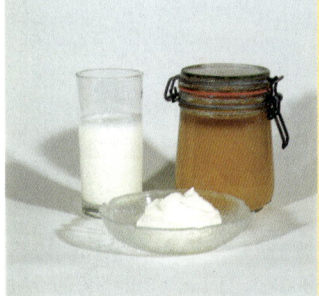

Sahne-Honig-Maske: 3 Esslöffel süße Sahne in einen Topf geben, 1 Esslöffel Honig daruntermischen und bei schwacher Hitze den Honig auflösen. 3 Esslöffel Quark (20%) daruntermischen und diese Masse auf die Haut auftragen. 15 Minuten einwirken lassen und dann mit lauwarmem Wasser abwaschen.

Im Winter klagen vor allem Frauen über ein Spannen im Gesicht, über kleine Risse oder gerötete Stellen im Wangen-, Augen- oder Mundbereich.

Gerade im Winter ist die Gesichtshaut durch die extremen Temperaturschwankungen besonders empfindlich. Trockene geheizte Räume und eine vielleicht zu wenig gehaltvolle Gesichtspflege können weitere Gründe sein. Ganz wichtig für eine gute Gesichtspflege ist das Reinigen morgens und abends, vor allem abends das Abschminken und das Auftragen einer reichhaltigen Nachtcreme.

Wer über 35 ist, braucht jetzt oft sowieso eine etwas gehaltvollere Tagespflege. Waschcremes oder so genannte Peelings sind deshalb von Zeit zu Zeit wichtig, damit die abgestorbenen Hautzellen »weggeschliffen« werden und die Haut außerdem gut durchblutet wird. Ist die Hautoberfläche frei von diesen kleinen Schüppchen, kann die Tagespflege wieder ganz anders wirken. Es reicht, wenn im Winter alle vier, im Sommer alle vier bis sechs Wochen ein Peeling gemacht wird.

Für strahlenden und rosigen Teint kann man außerdem sorgen, indem man zur täglichen Trinkmenge einen Liter reines Wasser trinkt.

Wer im Sommer gern am Sandstrand liegt, sollte sich ab und zu ruhig mit Sand abreiben, vor allem die Hände und Fußsohlen. Sie werden dadurch ganz zart, da der Sand wie ein sanftes Peeling wirkt.

Pflegebad

In einem Topf 5 Esslöffel Honig in 250 ml Sahne bei kleiner Hitze schmelzen. Mit 1 l Stiefmütterchentee vermischen und dieses in das Badewasser geben. Badedauer: 20 Minuten. Sahne und Honig pflegen die Haut, der Stiefmütterchentee (aus wilden Stiefmütterchen) beugt Entzündungen vor und unterstützt die Hautfunktion.

Zitronenwasser-Abwaschungen

z.B. für Wadenwickel bei Fieber

In eine Schüssel gut warmes Wasser geben, 1 bis 2° unter Körpertemperatur. Eine unbehandelte Zitrone im Wasser aufschneiden und anritzen, sodass die ätherischen Öle und der Zitronensaft heraustreten können. Mit diesem Wasser Wadenwickel machen oder den Fieberkranken vorsichtig damit abwaschen.

In einem »Wickelpaket« für gesunde und kranke Tage sollten sein:

- 1 Leibtuch 130 x 40 cm, es sollte um den Leib passen.

- 1 Wollschal oder Wolltuch. Dieses sollte ebenfalls um den Leib passen, aber etwas schmaler sein als das Leibtuch.
- Baumwoll-Handtücher und alte Leintücher sind immer von Nutzen, zum Beispiel für Wadenwickel. 120 x 10 cm lange gerissene Streifen, zu Binden aufgewickelt, kommen in das Wickelpaket mit hinein. (Am besten reißt man gleich 6 oder 8 Streifen und rollt sie auf, damit man im Krankheitsfall Vorrat hat.) Diese Streifen zu Binden gewickelt sind natürlich auch im Sommer für die erfrischenden Zitronen- oder Pfefferminzwickel unentbehrlich.
- Seidentücher sind bei Halsschmerzen sehr hilfreich. Auch nach einem Halswickel (ob im Krankheitsfall oder als Erfrischung verabreicht) wärmt ein Seidentuch angenehm.
- 1 großes Leintuch oder ein großes Frottee-Handtuch zum Einwickeln nach dem Bad.
- Anstelle des Handtuches kann man auch ein Stück ungesponnener gekämmter Wolle verwenden.

Man kann nicht alle Tees und Essenzen im Haus haben, trotzdem ist es gut, sich einen gewissen Vorrat anzulegen. Wer sich eine natürliche Hausapotheke zusammenstellen möchte, findet im Folgenden eine Liste mit einer »Grundausstattung« der wichtigsten Medikamente und anderer Heilmittel.

Einige wohlriechende und wohltuende Öle sind in jedem Fall zu empfehlen:

- Zitronenöl zur Erfrischung und Durchwärmung
- Lavendelöl zur Entspannung, Beruhigung und Durchwärmung
- Thymianöl bei allen Arten von Husten
- Rosenöl zur Entspannung und zum Wohlfühlen. Rosen- oder Schlehenöl sind außerdem Kraft spendend.
- Eukalyptusöl bei Erkältungen

Einige Badeessenzen, die zu einem entspannenden Bad beitragen, sind ebenfalls empfehlenswert:

- Zitronenbademilch
- Lavendelbademilch
- Melissenbademilch
- Latschenkieferbademilch (Fichtennadelbademilch)
- Erkältungsbad

In den meisten Apotheken gibt es heute eine große Auswahl an guten Tees. Senfmehl, Ingwermehl und ausgefallene Teesorten sind meist schnell zu bekommen. Auch eine große Auswahl an guten Ölen für Wellness oder medizinische Zwecke sind in den Apotheken vorrätig oder aber jederzeit schnell zu bestellen.

Frische Hydrolate von *Prima Vera* sind pflegend und wohltuend, z.B. Orange, Rose, Melisse, Zitrone.

Verspannungen im Schulter- und Nackenbereich

- 1 großes Baumwolltuch, das gut im Schulterblatt- und Nackenbereich anliegt
- Lavendel- oder Zitronenöl
- 2 Wärmflaschen
- 1 größeres Stück Alufolie (zum Einwickeln des Tuches)
- 1 Handtuch
- 1 Leibtuch (ca. 120 x 40 cm)

Das Baumwolltuch mit dem Öl gut tränken und in die Alufolie wickeln, dann zwischen die beiden heißen, halb gefüllten Wärmflaschen legen und gut anwärmen. Das Handtuch auf das Kopfkissen legen. Das Leibtuch wird auf dem Kopfkissen in Höhe von Schulter und Nacken ausgebreitet. Wenn das Öltuch gut warm, fast heiß ist, werden die Wärmflaschen auf das Kopfkissen unter das Handtuch gelegt. Den Oberkörper nun frei machen, den Ölwickel aus der Alufolie nehmen und so auf das Leibtuch platzieren, dass man beim Hinlegen den Wickel im Schulter- und Nackenbereich hat. Nun das Leibtuch vorne zuschlagen, sich bequem auf den Wärmflaschen zurechtlegen, zudecken und wenn möglich schlafen. Dieser Wickel kann, wenn er als angenehm empfunden wird, auch über Nacht einwirken.

Dieser Wohlfühl-Schulterwickel hilft auch wunderbar, wenn man abgespannt ist und in Kürze wieder fit sein muss. Wird der Wickel während des Tages gemacht, so kann man zum Aufwachen ein Zitronen-Armbad machen: Zitrone in das Waschbecken, warmes Wasser dazu, die Zitrone aufschneiden und die Unterarme eintauchen. Anschließend die Arme mit den Zitronenhälften einreiben.

Von *Prima Vera* gibt es wunderbar duftende Hydrolate – das sind wässrige Essenzen –, mit denen erfrischende, aber auch kühlend-beruhigende Wickel gemacht werden können, z.B. Rosenwasserwickel: Rosenwasser auf ein Tuch träufeln und zur Erfrischung auf die Stirn legen.

Erfrischungsbäder

Erfrischendes Pfefferminzbad

1 bis 2 Hand voll echte Pfefferminze mit 1 Liter Wasser überbrühen, zugedeckt ca. 10 Minuten ziehen lassen. In das gut warme oder heiße Badewasser zum Schluss dazugeben. Wer mag, kann 2 bis 4 Tropfen Minze- oder Pfefferminzöl dazugeben.

Dieses Bad kühlt und erfrischt herrlich. Nach dem Bad in ein großes Handtuch oder Leintuch wickeln und im Bett nachruhen oder schlafen.

Nach gleicher Herstellung in einer Schüssel können angenehm erfrischende Fußwickel oder ein Fußbad gemacht werden.

Zitronenbad

4 bis 5 Bio- oder Demeter-Zitronen. In gut warmem oder heißem Badewasser aufschneiden und zerdrücken. Badedauer selbst bestimmen, 15 bis 20 Minuten sind jedoch optimal. Mit den Zitronen den Körper einreiben, die ätherischen Öle der Schale gleichmäßig über die Haut verteilen. Nach dem Baden in ein großes Handtuch oder Leintuch einwickeln und kurz nachruhen. Löst Verspannungen, erfrischt, pflegt die Haut, macht sie samtig weich und zart – und als Nebeneffekt wird die Sekretionsbildung gefördert.

Es gibt auch sehr wohltuende, gut riechende Zitronenbäder im Handel, zum Beispiel von *Dr. Schlegel* und *Wala*.

Melissenbad

2 Bund Melisse mit 2 Liter kochendem Wasser überbrühen, zugedeckt 10 Minuten ziehen lassen. In das gut warme Badewaser durch ein Sieb hinzugeben. Wer mag, kann 2 Tropfen Zitronenöl hinzugeben. Entspannend, wohlriechend, lockernd. Badezeit

selbst bestimmen. In ein großes Bade- oder Leintuch wickeln und nachruhen oder schlafen. (Von Kneipp gibt es ein herrliches Melissenbad, gut auch bei Erkältung.)

Rosmarinbad

2 Bund Rosmarin in 2 Liter Wasser kalt ansetzen und aufkochen lassen, dann zugedeckt 10 Minuten ziehen lassen. Ins gut warme Badewasser durch ein Sieb hinzugeben. Badezeit selbst bestimmen, dann in ein Handtuch oder Leintuch wickeln und 5 bis 10 Minuten nachruhen. Belebt, weckt auf, regt den Kreislauf an, erfrischt.

Wohltuende, beruhigende Bäder

Lindenblütenbad

Einen 10-Liter-Eimer mit Lindenblüten füllen, mit kochendem Wasser übergießen und einen Tag stehen lassen. Am Abend den Sud ins heiße Badewasser absieben. 10 bis 20 Minuten genießen, dann in ein großes vorgewärmtes Handtuch oder Leintuch wickeln, ins Bett legen, ruhen oder schlafen. Entspannend, beruhigend, fördert das Durchschlafen.

Lavendelblütenbad

Lavendelblüten sammeln und in ein kleines Säckchen oder Tuch geben, zubinden und in das gut warme Badewaser mit hinzugeben. 10 bis 20 Minuten baden und genießen. Nach dem Baden in ein großes Handtuch oder Leintuch wickeln und ins Bett legen. Beruhigt und entspannt, macht »schwer« und müde.

Duftendes, entspannendes Pflege-Kräuterölbad

2 große Bunde mit Rosmarin, Lavendel (auch mit Blatt), Lorbeer-
blättern oder -zweigen, Thymian, Majoran, Oregano, Melisse, Salbei, jeweils 2 bis 3 Zweige. Die Bunde zusammenbinden. Einen
Bund mit 2 Litern kaltem Wasser ansetzen und aufkochen, 10
Minuten ziehen lassen. Den anderen Bund mit 8 Esslöffeln Olivenöl leicht andünsten, mit dem Tee ablöschen, weitere 10 Minuten
ziehen lassen.

Den Ölsud durch ein Sieb zum gut warmen Badewasser geben,
Badezeit selbst bestimmen. Nach dem Baden in ein Handtuch oder
Leintuch wickeln und im Bett nachruhen oder schlafen. Pflegt die
Haut durch die Kräuter und das Öl. Entspannt, beruhigt und lässt
Urlaubsstimmung aufkommen. Duftet herrlich!

Rosenblütenbad

Eine große Menge Rosenblütenblätter (Einkaufskorb, großer Eimer) sammeln. Ganz wunderbar duften Hecken- oder Wildrosen.
Ins gut warme Badewasser geben. Wer mag, kann noch ein paar
Tropfen Rosenblütenöl dazugeben, aber in der Regel reicht der
Duft der Rosenblätter. Badezeit selbst bestimmen, nach dem Baden
in ein großes Handtuch oder Leintuch wickeln, im Bett nachruhen
oder schlafen.

Ein Rosenblütenblätterbad pflegt, beruhigt, entspannt und ist
Hülle bildend, das heißt, wenn einen »die Fliege an der Wand
ärgert« oder bei PMS – ein idealer Abschluss nach einem Gartenar-
beitstag.

Tipps und Tricks für die Küche
und gesunde schöne Geschenke

Wenn Sie eine echte Vanilleschote in ein Glas mit Zucker geben, fest verschließen und ca. 2 Wochen stehen lassen, dann haben Sie bald einen wunderbar intensiven Vanillezucker.

Das Gleiche können Sie mit Lavendel oder getrockneten Rosenblütenblättern machen. Schmeckt herrlich lieblich. Für Kuchen und Süßspeisen, aber auch in den Schwarztee.

Wenn Sie ein Glas mit Salz füllen und immer wieder zwischendrin getrocknete Stiele von Lorbeer, Rosmarin, Thymian geben, haben Sie nach kurzer Zeit ein intensiv schmeckendes, gut duftendes Kräutersalz, das sich auch zum Verschenken eignet.

Ebenso lohnt es sich, formschöne Flaschen aufzuheben. Rosmarin, Lavendel, Liebstöckel, Thymian und andere Kräuter hineingetan und mit gutem, kalt gepressten Olivenöl übergossen, vielleicht noch eine Knoblauchzehe oder eine Chilischote dazu, zuschließen, 4 Wochen dunkel stehen lassen. Zum Schmücken kann noch mit Bast ein Kräuterzweig befestigt werden.

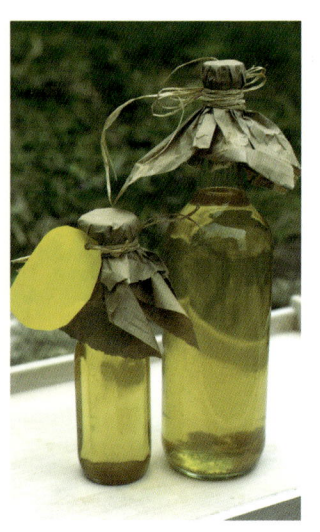

Salatsoßen zum Verschenken

Essig und Olivenöl in reichlicher Menge in eine Schüssel geben, mit Wasser verrühren. Jede Menge Kräuter nach Belieben fein hacken und unterrühren. 2 Teelöffel Senf dazu, Salz, Pfeffer, eine fein geschnittene Zwiebel unterrühren. Wer mag, kann alles pürieren, in ein schönes Schraubglas füllen, mit einem Tuch zubinden und verschenken.

250 g Sauerraum, Essig und Öl, Senf, Senfkörner, jede Menge schmackhafter Kräuter fein geschnitten oder püriert unterrühren. Mit Salz und Pfeffer abschmecken. Diese Soße kann beliebig »gestreckt« werden. In ein Glas füllen. Wer mag, kann sich noch Sonnenblumenkerne in der Pfanne mit etwas Öl anrösten (Vorsicht – geht schnell und die Körner werden schnell braun!). Schmeckt nur frisch gut!

Duftende Geschenkideen

Lavendelkissen

Ein Stück Leinenstoff in der gewünschten Kissengröße zuschneiden, an drei Seiten zunähen, die vierte Seite halb zunähen. Das Kissen wenden und die getrockneten Lavendelblüten mit einem Löffel oder mit einem aus Papier gefertigten Trichter einfüllen. Das Kissen so füllen, dass es ca. 2 bis 3 cm hoch ist, wenn es flach auf dem Tisch liegt. Dann das letzte Stück zunähen. Optimale Größe: 20 x 18 cm.

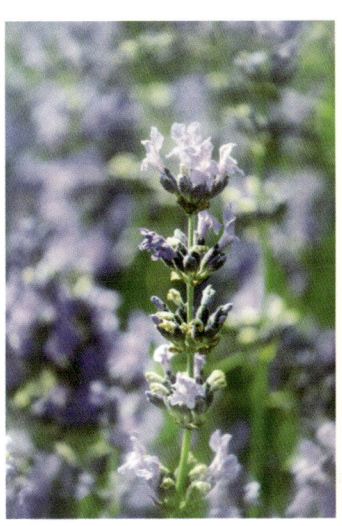

Dieses Kissen kann hilfreich sein bei Kopfschmerzen, Migräne (wenn man den Geruch verträgt), bei Bauchschmerzen, Nackenverspannungen, Rückenschmerzen, Blasenentzündungen und natürlich zum Einschlafen. Zum Aufwärmen auf die Heizung legen.

Kräuterkissen (belebend)

Ein Stück Leinen in die gewünschte Kissenform bringen. Statt mit Lavendel mit Rosmarin, Fichtennadeln, getrockneten, fein geriebenen Zitronenschalen, getrockneten Rosenblütenblättern, getrockneter Pfefferminze, Kapuzinerkresseblüten füllen. Die Gewürze fein zerkleinern, die Blütenblätter ganz lassen.

Belebt, weckt die Lebensgeister. Ideal für Menschen, die morgens nicht so recht in Gang kommen – es entspannt und belebt zugleich.

Schlafkissen

In das Kissen werden Frauenmantelblätter, Lavendelblüten, Melissenblätter, Hypernikumblüten, Rosenblütenblätter, Holunderdolden, Indianernessel und Katzenminze gefüllt.

Ringelblumensalbe

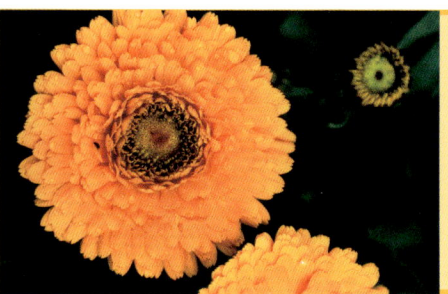

Eucerinum anhydricum (Apotheke)
destilliertes Wasser
Ringelblumenblüten (am besten orange; beste Pflückzeit an sonnigen Tagen vormittags, wenn der Tau nicht mehr drauf ist)
wenige Tropfen Duftöl (z.B. Lavendelöl)

Eucerin im Wasserbad schmelzen, abgezupfte Blütenblätter oder auch ganze Blüten hineingeben und eine Stunde auf kleiner Flamme kochen, immer wieder umrühren, vom Feuer nehmen. 24 Stunden stehen lassen, dann wiederum im Wasserbad schmelzen. Eucerin durch ein Tuch seihen und gut ausdrücken. (Die Blüten kann man bei Krampfadern als Wickel auflegen.) Dann nach Belieben Wasser dazugeben (bis zum Verhältnis 1 : 1) und gut rühren, bis die Salbe etwas abgekühlt ist (sonst trennt sich das Wasser wieder). Am Schluss ein paar Tropfen Duftöl dazugeben.

Wer Kräuter und Blüten sammeln möchte, sollte Folgendes beachten:

Kräuter morgens sammeln, wenn der Tau abgetrocknet ist, jedoch bevor die Sonne zu sehr brennt (bis 10 Uhr). Kurz nachtrocknen lassen und entweder in Bündeln oder ausgebreitet auf ein dünnes Tuch legen und im Heizraum oder an einem anderen warmen, dunklen Ort, bzw. im Dörrapparat trocknen. Wenn die Kräuter getrocknet sind, in Leinen- oder Baumwollsäckchen aufbewahren.

Für Tees kann gleich eine Mischung hergestellt und in Dosen abgefüllt werden.

Achtung! Motten gehen gerne in Tee, daher eventuell nach dem Trocknen 1 bis 2 Stunden in die Gefriertruhe und dann in Dosen füllen.

Schlussbemerkung

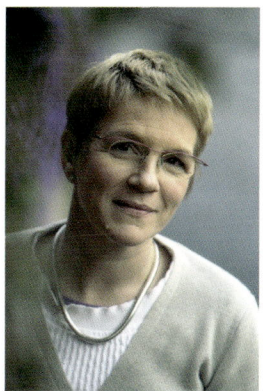

Um sich ein konkretes Bild über Wickel, Kompressen und Einreibungen machen zu können, ist es sicher hilfreich, den Umgang damit unter fachkundiger Anleitung am eigenen Leibe zu erfahren.

Ich veranstalte immer wieder Seminare, in denen ich die Handhabung der Wickel und Einreibungen zeige und diese praktisch geübt werden können. Dies ist zum einen eine Möglichkeit, die Technik zu erlernen, zum anderen aber auch einfach ein Tag zum Wohlfühlen. Wenn Sie Interesse haben, senden Sie mir eine Karte oder rufen Sie an; ich veranstalte auch gern bei Ihnen ein Seminar.

Adressen

Dinkel-, Hirse-, Kirschkernkissen:
Friederike Glocker
Amselweg 17
72793 Pfullingen
07121 / 790942

Wickelpakete, Wolltuch, Leibtuch, Baumwolltuch,
Seidentuch, Wadenwickel:
Hannegret Bausinger
Amselweg 18/1
72793 Pfullingen
07121 / 750144

Naturreine Öle und Medikamente sind bei folgenden Firmen zu erhalten:

Weleda AG
Postfach 1320
73503 Schwäbisch Gmünd

Wala Heilmittel GmbH
73085 Bad Boll-Eckwälden

Naturstoffe:
Seidenversand Jeromin
Postfach 10 17 06
68017 Mannheim

Öldispersions-Glasapperate:
Firma Jungebad
Heckenweg 30
73087 Boll
07164 / 14461

Holunderblütensirup und andere selbst gemachte und gesunde Dinge
finden Sie in der
»Einmachwerkstatt«
D.G. Tennental
75392 Deckenpfronn

Gut biologisch-dynamisch essen und sich wohl fühlen:
Gasthof Rose
Fam. Johannes Tress
Aichelauer Straße 6
72534 Hayingen-Ehestetten (Schwäbische Alb beim Lautertal)
07383 / 9498-0

Über 1000 Sorten verschiedener Heil- und Gewürzkräuter
können bei folgender Adresse bestellt werden:
Kräuterzauber
Auf dem Berg 116
27367 Horstedt
04288 / 928558
Fax 0488 / 928559
Es gibt dort sowohl Saatgut als auch Pflanzen und Stecklinge.

Bildnachweis

Für die großzügige Bereitstellung zahlreicher Pflanzenfotografien danken
wir der Firma Weleda, Schwäbisch Gmünd.
Daniela Nowitzki, Michelbach/Heide: Umschlag, S.1, 77;
Firma Jungebad, Boll: S. 68, 69, 70;
Wolfgang Schmidt, Tübingen: S. 2, 20/21, 23, 26, 49, 63, 67, 72/73, 86, 89;
Walter Schneider, Stuttgart: S. 12, 14, 15, 16, 18, 29, 33, 42/43, 75, 78.

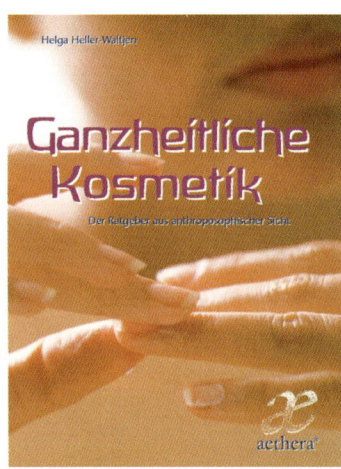

Helga Heller-Waltjen

Ganzheitliche Kosmetik

Der Ratgeber
aus anthroposophischer Sicht
151 Seiten mit zahlreichen Abbildungen,
kartoniert
ISBN 3-7725-5003-7

In diesem ersten Ratgeber zur Naturkosmetik aus anthroposophischer Sicht gibt
die erfahrene Kosmetikerin Helga Heller-
Waltjen konkrete Empfehlungen, welche
Art der Hautpflege im Sinne eines ganz-
heitlichen Verstehens von Mensch und Natur hilfreich und sinnvoll ist.

Zur echten Naturkosmetik gehört mehr, als daß Kosmetikprodukte ein paar
Bestandteile pflanzlicher Herkunft enthalten. Helga Heller-Waltjen präsen-
tiert die ganze Palette der wahren Naturkosmetik. Auf der Basis ihrer vielfäl-
tigen Berufsausbildung und -erfahrung vermittelt die Autorin die Kriterien,
auf die es ankommt: reine Naturprodukte, höchste Qualitätsstandards für
Rohstoffe und Verarbeitung, ein ganzheitliches Natur- und Menschenver-
ständnis. Sie gibt mit umfassender Menschen-, Sach- und Produktkenntnis
ausführliche Anleitungen für die individuelle Hautpflege. Und sie spricht
konkrete und fundierte Empfehlungen für Produkte der Naturkosmetik aus.
Ganz gleich, ob es sich um die Grundpflege der Gesichtshaut, die Kosmetik
im engeren Sinne, um Düfte, Sonnenkosmetik oder Handpflege handelt – die
Autorin macht auf die Wesensverwandtschaft des Menschen mit dem Natur-
geschehen und das Hereinwirken der kosmischen Kräfte aufmerksam.

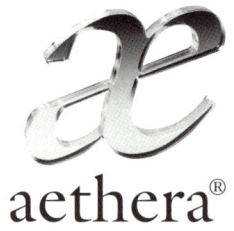

aethera®

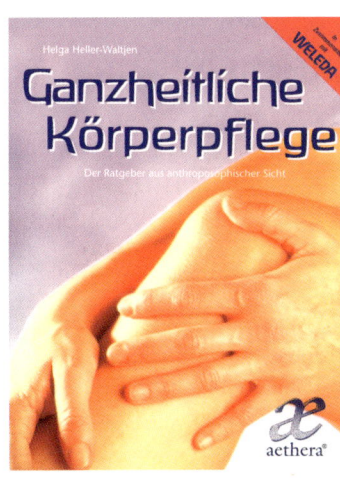

Helga Heller-Waltjen

Ganzheitliche Körperpflege

Der Ratgeber
aus anthroposophischer Sicht
160 Seiten mit zahlreichen Abbildungen,
kartoniert
ISBN 3-7725-5017-7

Eine durch Anthroposophie erweiterte Be-
trachtungsweise sieht in der Körperpflege
nicht allein den kosmetischen Effekt, sondern bezieht alle Gesichtspunkte, die ökologisch und menschenkundlich relevant
sind, mit ein.

Eine Körperpflege, die im Einklang mit den biologischen Abläufen und
Funktionen des Körpers steht, wirkt gesundend und verschönernd zugleich.
Der vorliegende Ratgeber gibt daher viele Anregungen, wie durch eine kon-
tinuierliche und konsequente Körperpflege mit natürlichen Rohstoffen eine
zeitgemäße und unkomplizierte Gesundheitsvorsorge betrieben werden
kann, die darüberhinaus auch noch Freude bereitet.

Die Themen:

• Individuelle Körperpflege durch Stärkung der Selbstregulierungskräfte
• Massagen und Hautöle
• Bäder
• Fuß- und Beinpflege
• Haarpflege
• Mund- und Zahnpflege

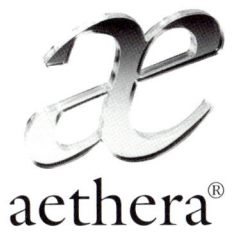

aethera®

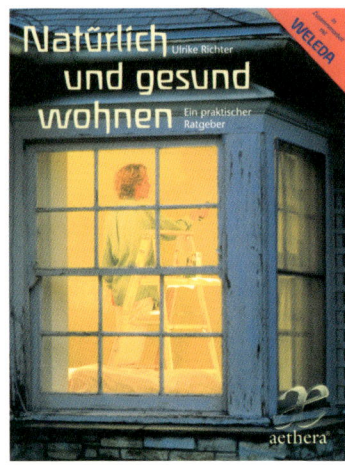

Ulrike Richter

Natürlich und gesund wohnen

Der praktischer Ratgeber
192 Seiten mit zahlreichen Abbildungen, kartoniert
ISBN 3-7725-5014-2

Während viele Verbraucher bei Ernährung und Kleidung inzwischen auf natürliche und gesunde Produkte achten, ist im Wohnbereich ein ökologisches Bewusstsein oft noch wenig entwickelt. Ulrike Richter informiert daher über Umweltgifte und Unverträglichkeiten bei Fußböden, Wänden, Textilien oder Putzmitteln und gibt viele nützliche Tipps für eine natürliche Lebensweise in den eigenen vier Wänden. Durch die vielen Anregungen dieses Buchs kann der Einzelne bei der Wohnraumgestaltung selbst kreativ werden – die Autorin hat besonders auf die praktische Durchführbarkeit ihrer Angaben geachtet.

Ein unentbehrlicher Ratgeber für alle, die beim Wohnen, Schlafen, Putzen und Waschen Wert auf natürliche Materialien legen.

- Fußböden (Holzböden, Korkparkett, Linoleum, Kokos- und Sisalteppiche, Oberflächenschutz)
- Neue Farben für Möbel und Wände (Oberflächenbehandlung von Möbeln, Farben für Wände und Kinderhände, Wände individuell gestalten)
- Textiles Wohnen (Leinen, Seide, Wolle, Baumwolle, Leder)
- Natürlich schlafen (Matratzen, Lattenroste, Oberbetten)
- Hausputz ohne Umweltschmutz (Tipps für gesunde Sauberkeit, Spülmaschinenmittel, ökologisch waschen)
- Ökologische Schädlingsbekämpfung
- Wasserfilter und Wasseraufbereitungsanlagen

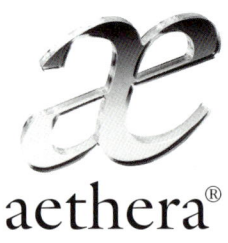

aethera®

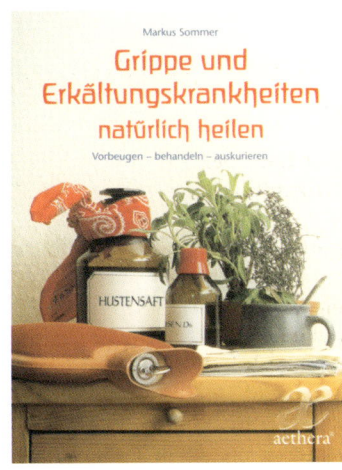

Markus Sommer

Grippe und Erkältungskrankheiten natürlich heilen

Vorbeugen – behandeln – auskurieren
104 Seiten mit zahlreichen Abbildungen,
kartoniert
ISBN 3-7725-5024-1

Nicht jede Erkältung muss den Keim einer Grippe in sich tragen, vor allem, wenn sie mit den rechten Mitteln auskuriert wird. Aber auch das Durchmachen von Grippeerkrankungen selbst hat, neben den offenkundigen Gefahren, durchaus positive Seiten, die sich z.B. in einer verringerten Gefährdung gegenüber Krebserkrankungen niederschlagen können. Markus Sommer stellt dar, welche inneren und äußeren Faktoren die Grippe begünstigen und was man zur Vorbeugung tun kann. Ist eine Grippeschutzimpfung sinnvoll oder gibt es auch Gründe, die dagegen sprechen? Wo liegen die Grenzen der Selbstmedikation? Welche Krankheitsbilder von Grippe und Erkältung gibt es überhaupt? Welche Komplikationen können auftreten? Welche medikamentösen und nichtmedikamentösen Behandlungsmöglichkeiten gibt es? Wo liegen die prinzipiellen Unterschiede zwischen Schulmedizin, Homöopathie und anthroposophischer Medizin in der Behandlung der Grippe?
Die Antworten auf all diese und viele weitere Fragen finden Sie in diesem ersten anthroposophisch orientierten Ratgeber zu diesem Thema.

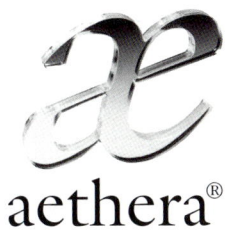

aethera®

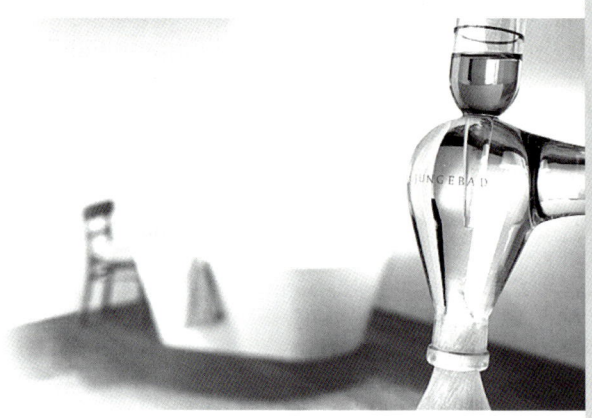